107

Anaesthesiology and Resuscitation
Anaesthesiologie und Wiederbelebung
Anesthésiologie et Réanimation

Editors:

R. Frey, Mainz · F. Kern, St. Gallen
O. Mayrhofer, Wien

Managing Editor: H. Bergmann, Linz

K. Huse

Die kontrollierte Hypotension mit Nitroprussidnatrium in der Neuroanaesthesie

Mit 9 Abbildungen

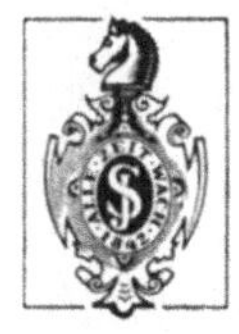

Springer-Verlag
Berlin Heidelberg New York 1977

Priv.-Doz. Dr. med. Klaus Huse

Neurochirurgische Klinik der Universität,
Moorenstraße 5, 4000 Düsseldorf

ISBN-13: 978-3-540-08218-7   e-ISBN-13: 978-3-642-66641-4
DOI: 10.1007/978-3-642-66641-4

Druck und Bindearbeiten. Meister Druck Kassel
2127/3140–543 210

Längst hat sich die Anaesthesiologie zu einer verhältnismäßig
komplexen Wissenschaft entwickelt und weist die Anaesthesie gewisse fachspezifische Schwerpunkte auf. Die Weiterentwicklung
vollzieht sich hauptsächlich in zweierlei Richtung: einerseits
im technologischen, andererseits im pharmakologischen Bereich.
Von der Anwendung her entstehen im Zuge der raschen Fortentwick-
lung der operativen Chirurgie ständig neue Bedürfnisse.

Das Bemühen, für gewisse Bereiche der operativen Chirurgie die
künstliche Blutdrucksenkung als Hilfsmittel mit heranzuziehen,
ist zwar verhältnismäßig alt. Gerade im Bereich der Neurochirurgie wurden schon vor längerer Zeit solche Versuche unternommen.
Die ersten Bemühungen erforderten einen großen Aufwand, und das
Hauptproblem der Steuerbarkeit der künstlichen Hypotension
schien längere Zeit kaum überwindbar.

Mit dem Nitroprussid-Natrium ergaben sich hier neue Möglichkeiten, die von Herrn Dr. HUSE mit großer Energie aufgegriffen und
planmäßig bearbeitet wurden.

Unter Einbeziehung umfangreicher Laboratoriumsanalysen und der
Bewältigung des daraus anfallenden Datenmaterials mit Hilfe der
EDV hat der Verfasser die physiologischen und pathophysiologi-
schen Grundlagen erarbeitet und die Sicherheit der praktischen
Anwendung vorbereitet. Die Arbeit stützt sich auf mehrjährige
Erfahrung und berücksichtigt auch die Risiken des Verfahrens.

Das Ergebnis dieser Bemühungen, das in der vorliegenden Schrift
ausführlich dargestellt wird, ist die zuverlässige Steuerbarkeit der künstlichen Hypotension nach den Bedürfnissen des Ein-
zelfalles.

Ohne die praktische Bedeutung der steuerbaren Blutdrucksenkung
für Operationstechnik und Operateur zu überschätzen, stellt
die Methode in bestimmten Fällen eine sehr wertvolle Hilfe dar.

Düsseldorf, April 1977   H. KUHLENDAHL

Inhaltsverzeichnis

1. FORMELZEICHEN UND MESSGRÖSSEN

a	Arterielles Blut
A	Alveoläres Gasvolumen (1)
$AaDO_2$	Alveoläre-arterielle Sauerstoffpartialdruckdifferenz (mm Hg)
AF	Atemzüge pro Minute (min^{-1})
AMV	Atemminutenvolumen ($l \cdot min^{-1}$)
ATPS	Meßverhältnisse (Gasvolumen bei Umgebungstemperatur und -druck, mit Wasserdampf gesättigt)
AZ	Herzfrequenz (sec^{-1})
BE	Basenüberschuß (mÄq/l)
BTPS	Körperverhältnisse (Gasvolumen bei 37° C, gemessenem Luftdruck, mit Wasserdampf gesättigt)
c	Kapillarblut
C_AO_2	Alveolärer Sauerstoffgehalt (ml/100ml)
C_aO_2	Arterieller Sauerstoffgehalt (ml/100ml)
$C_{\bar{v}}O_2$	Zentralvenöser Sauerstoffgehalt (ml/100ml)
f	Pulsfrequenz (Herzschläge/min)
F_IO_2	Anteil des O_2 in der Inspirationsluft
h	Stunde
Hb	Hämoglobin im Blut ($g \cdot 100ml^{-1}$)
HI	Herzindex ($l \cdot min^{-1} m^{-2}$)
HZV	Herzminutenvolumen ($l \cdot min^{-1}$)
KO (BSA)	Körperoberfläche (m^2)
LVW	Linke Herzarbeit ($m \cdot kg\ min^{-1}$)
LVSW	Linke Herzschlagarbeit ($g \cdot m\ Schlag^{-1}$)
MP	Mitteldruck (mmHg)
P_{atm}	Atmosphärischer Druck (mmHg)
P_aO_2	Arterieller Sauerstoffpartialdruck (mmHg)
$P_{\bar{v}}O_2$	Zentralvenöser Sauerstoffpartialdruck (mmHg)
pH	Negativer dekadischer Logarithmus der Wasserstoffionenkonzentration
P_aCO_2	Arterieller Kohlendioxydpartialdruck (mmHg)
$P_{\bar{v}}CO_2$	Zentralvenöser Kohlensäurepartialdruck
P_IO_2	Inspiratorischer Sauerstoffpartialdruck
$P_{\bar{E}}O_2$	Durchschnittlicher exspiratorischer Sauerstoffpartialdruck (mmHg)
PH_2O	Wasserdampfpartialdruck (mmHg)
P_AO_2	Alveolärer Sauerstoffpartialdruck (mmHg)

$\dot{Q}_S$ Arterio-venöses Kurzschlußvolumen (shunt)/Zeit (Vol.-% min^{-1})

$\dot{Q}_T$ Blutvolumen/Zeit (1 min^{-1})

RQ   Respiratorischer Quotient

S_aO_2 Sauerstoffsättigung des arteriellen Blutes
SI   Schlagindex (ml $Herzschlag^{-1}m^{-2}$)
SF   Sauerstofflux im arteriellen Blut (O_2ml min^{-1})
Spez$\dot{V}$ Spezifische Ventilation
ST   Sauerstofftransport (ml O_2 min^{-1})
STPD   Normalverhältnisse (Gasvolumen bei $0^{o}C$, 760 mmHg, trocken)
$S_{\bar{v}}O_2$ Sauerstoffsättigung des zentralvenösen Blutes
SV   Herzschlagvolumen (ml·$Herzschlag^{-1}$)

T   Meßtemperatur (^{o}C)
TPR   Totaler peripherer Widerstand (dyn·sec·cm^{-5})

v   venöses Blut
V   Gasvolumen (l)
$\dot{V}$ Gasvolumen/Zeit (1 min^{-1})
VD   Physiologischer Totraum
$\dot{V}O_2$ Sauerstoffaufnahme/Zeit (ml $min^{-1}m^{-2}$)
$\dot{V}O_2/m_2$ Sauerstoffaufnahme/Zeit/Körperoberfläche (ml STPD·$min^{-1}·min^{-2}$)
V_t Atemzugvolumen (ml (BTPS))

1.1. Wichtigste verwandte Präparate

Droperidol: Dehydrobenzperidol Janssen
1,3-(4-Fluor-benzoyl)-propyl)-4-(2-oxo-1-benzimidazolinyl)-1,2,
3,6-tetrahydropyridin
1 ml = 2,5 mg

Fentanyl Janssen
(1-N_2-Phenäthyl-4-N-propionyl-anilinopiperidin-Dihydrogencitrat)
1 ml = 0,0785 mg (= 0,05 mg Fentanyl-Base)

Nitroprussidnatrium Nipruss Pharma-Schwarz
(Na_2 Fe $(CN)_5$ NO · 2 H_2O)
2 % Nipruss-Lösung in 5% Glucose

Pentobarbital-Natrium Nembutal
(5-Äthyl-5(1-methylbutyl)-barbitursäure-Natrium)
1 ml = 50 mg

Phenobarbital Luminal Bayer
(5-Äthyl-5-phenyl-barbitursäure)
1 ml = 0,2 g

Succinylcholin-Chlorid
Succinyl-Asta
(Diacetylcholin-Chlorid)
1 ml = 50 mg

2. Einleitung und Ziel

Bestimmte neurochirurgische Operationen, insbesondere der intracerebralen Gefäßmißbildungen (Aneurysmen der basalen Hirnarterien), sind mit Hilfe der kontrollierten Hypotension komplika-
tionsärmer durchführbar. Die Verhinderung größerer Blutverluste
ist die wichtigste Indikation für die kontrollierte Hypotension.
So reichen die Folgen einer Massenblutung von hypoxischen Organ-
defekten, wie man sie bei der Schocklunge oder der hypoxischen
Hirnschwellung beobachten kann, bis zu einem irreversiblen
Schockzustand.

Dabei müssen sowohl die Senkungsdauer, als auch die Senkungs-
tiefe kontrollierbar bleiben, weil der Eingriff in das physiologische Gleichgewicht nur so stark sein darf, daß der ursprüng-
liche Ausgangszustand wieder erreicht wird.

Nach Voruntersuchungen mit anderen Methoden (Éthrane, Halothane
und Methoxyflurane mit dem Ganglienblocker Pentolinium (Ansolysen)
erwies sich die Neuroleptanaesthesie (NLA) mit Nitroprussidnatrium (NNP) als das Mittel der Wahl für neurochirurgische
Operationen.

Insbesondere die Senkung des Hirndruckes bei raumfordernden intracerebralen Prozessen und die Abnahme des Sauerstoffbedarfs
des Gehirns gibt der Neuroleptanaesthesie (GEMPERLE, 1966; FITCH
et al., 1969; HENSCHEL u. SCHMITZ, 1966; JENNET u. BARKER, 1969;
KREUSCHER, 1967) den besonderen Platz in der Neuroanaesthesie.

Der in dieser Arbeit geführte Nachweis über die vorzügliche Eig-
nung von NNP zur kontrollierten Hypotension (in der Neuroleptanaesthesie) erhielt seine nachträgliche Bestätigung durch experimentelle Untersuchungen an Hunden durch STOYKA und SCHUTZ
(1975). Trotz Senkung des cerebralen Perfusionsdruckes mit Nitroprussidnatrium auf Werte von 30 Torr blieb die Autoregulation
der Hirngefäße erhalten und die Sauerstoffaufnahme des Gehirns
erfuhr keine wesentlichen Einschränkungen.

Diese Beobachtungen weisen den Weg für weitere Untersuchungen
der kontrollierten Hypotension mit Nitroprussidnatrium für neurochirurgische Operationen.

Der Ausgangspunkt dieser Arbeit war die unzureichende Kenntnis
der möglichen Gefahren und der Grenzen, die mit der Anwendung
von Nitroprussidnatrium verknüpft sind.

Zwar sind zahlreiche Untersuchungen über die Wirkungen des Nitroprussidnatriums bekannt (JOHNSON, 1929; PAGE et al., 1955; SCHLANT

4

et al., 1962; MORACA et al., 1962; JONES u. COLE, 1968; TAYLOR
et al., 1970; SIEGEL et al., 1971; BHATIA u. FRÖHLICH, 1973;
MAZINI et al., 1973), aber ihre Ergebnisse decken nicht den
gesamten Zusammenhang auf. Die kontrollierte Hypotension
stört das physiologisch-dynamische Gleichgewicht und setzt einen
Teil der kreislaufregelnden Steuerungen des Organismus außer
Kraft, weshalb an die Stelle des physiologischen ein künstlich
gesteuertes Gleichgewicht treten muß.

Während der Übergangszeit in den Zustand der kontrollierten
Hypotension können innerhalb kurzer Zeit durch Überdosierungen
von Nitroprussidnatrium Zustände auftreten, die die Toleranzgrenze des Organismus überschreiten und zu hypoxischen Teilde-
fekten führen können.

Nicht nur die Kreislaufveränderungen bei der Einleitung der kontrollierten Hypotension, auch die Adaptationsvorgänge des Kreislaufs bei längerdauernden Hypotensionen müssen untersucht werden,
damit eine eventuell auftretende Hypoxie rechtzeitig erkennbar
wird, bevor irreversible Organdefekte entstehen.

Bei den neurochirurgischen Patienten wurden serienmäßig und kon-
tinuierlich Kreislaufuntersuchungen durchgeführt und gleichzeitig Parametergrößen zur Bestimmung des Sauerstoffverbrauches
ermittelt.

Aus diesen Grundgrößen wurden mit Hilfe eines Prozeßrechners
Parametergrößen berechnet und auf ihre Bedeutung und Aussagekraft analysiert und in Vergleich gesetzt zu den Ergebnissen
prä- und intraoperativer Vergleichsuntersuchungen.

Mit Hilfe dieser Ergebnisse lassen sich die Möglichkeiten und
Gefahren dieser Methode unter vielseitigen Bedingungen klar-
legen.

Bei den zeitlich ausgedehnten Hypotensionen ergeben sich die
Fragen nach Langzeitadaptationsvorgängen, Reversibilität und
individuelle Toleranzgrenzen für die kontrollierte Hypotension
bei den verschiedenen Patienten.

Das wichtigste Ziel dieser Arbeit ist, zu untersuchen, ob die
Neuroleptanaesthesie mit Nitroprussidnatrium zur kontrollierten
Hypotension die größte Sicherheit für die Patienten bietet, bei
gleichzeitig optimalen Operationsbedingungen.

3. Vorbemerkungen

3.1. Vorbemerkungen zu den physiologischen Grundlagen der Veränderungen der Hirndurchblutung in Anaesthesie und kontrollierter Hypotension

3.1.1. Einleitung

Zum Verständnis der Probleme der Hirndurchblutung während der Operation bei gefäßreichen Tumoren und cerebralen Gefäßmißbildungen wird der Einfluß der Narkosetiefe, der Drucksenkung sowie der künstlichen Beatmung dargelegt.

Ein gesenkter Blutdruck (kontrollierte Hypotension) verbessert die Operationsbedingungen bei neurochirurgischen Eingriffen, besonders wenn er sicher eingestellt und gleichbleibend niedrig gehalten werden kann.

Dies ist möglich mittels verschiedener Methoden in Kombination mit der Neigungslagerung (umgekehrte Trendelenburgsche Lagerung) und künstlicher Beatmung der Patienten (ENDERBY, 1950).

Tabelle 1. Verschiedene Methoden zur kontrollierten Hypotension

Autoren	Technik
KOHLSTAEDT u. PAGE (1943) GARDNER (1946)	Blutentnahme nach Arteriotomie
GRIFFITHS u. GILLIES (1948) BILSLAND (1951)	Hohe Spinalanaesthesie
ENDERBY (1950)	Halothannarkose und Ganglienblocker Pentolinium
BROMAGE (1951)	Hohe Epiduralanaesthesie
MURTAGH (1960)	Halothan
MORACA et al. (1962)	Halothannarkose, Nitroprussidnatrium
LARSON (1963)	Neuroleptanalgesia, Arfonad
HUSE u. RÖHNER (1972)	Methoxyflurane in Hypothermie und Ganglienblockade
HUSE u. STIEGLITZ (1975)	Neuroleptanalgesie, Hydrazinophthalazine (Nepresol)

Intrakranielle Hämorrhagien im Operationsgebiet werden vermindert durch Zusammenwirken von:

1. Reduktion des Herzzeitvolumens
   (Herzminutenvolumen als kennzeichnende Größe);
2. Druckminderung (hydrostatisch) innerhalb der durchtrennten Gefäße;
3. Druckminderung durch Neigungslagerung (Kopfhochlagerung);
4. Verminderung des venösen Rückstromes durch künstliche Beatmung der Patienten.

3.1.2. Kritischer Grenzwert des Blutdruckes und des cerebralen Perfusionsdruckes

Der cerebrale Perfusionsdruck wurde von ZWETNOW (1970) durch Subtraktion des intrakraniellen Druckes vom arteriellen Mitteldruck ermittelt. Diese Größe ist ein Maß des Druckgradienten zwischen der Arteria carotis interna und der subarachnoidalen Venen.

Die entscheidenden Steuergrößen der Hirnperfusion sind der cerebrale Perfusionsdruck (LASSEN, 1964; OLESEN, 1973) und der cerebrovasculäre Gefäßwiderstand.

Die Hirndurchblutung ist bei einem Perfusionsdruck zwischen 60 und 150 mmHg ausreichend gesichert (LASSEN, 1959). Unter 60 mmHg kommt es bei nicht-narkotisierten Menschen zu einer Beeinträchtigung der Autoregulation der Hirngefäße (FINNERTY et al., 1954; LASSEN, 1959).

Der Perfusionsdruck fällt ab bei Verminderung des arteriellen Mitteldruckes oder bei Zunahme des intrakraniellen Druckes. Der Blutdruck ist nur mittelbar ein Maß für die allgemeine Durchblutung und damit auch der Hirndurchblutung.

Die unteren Grenzwerte in Narkose und der kontrollierten Hypotension bei voneinander unabhängigen Untersuchungen werden in Tabelle 2 aufgeführt.

Tabelle 2. Grenzwerte des systolischen Blutdruckes in Narkose und kontrollierter Hypotension

ENDERBY (1950)	für Menschen $\geq$ 60	Torr
BROMAGE (1951)	für Menschen $\geq$ 40 - 50	Torr
ECKENHOFF et al. (1955)	für Menschen $\geq$ 60 - 70	Torr
BOYSEN et al. (1974)	für Menschen $\geq$ 50	Torr

(Druckmessung in der A. carotis interna)

Grenzwerte des cerebralen Perfusionsdruckes

ZWETNOW et al. (1970)	nach Tierversuchen $\geq$ 40 - 50	Torr
BOYSEN et al. (1974)	beim Menschen $\geq$ 35	Torr
STOYKA u. SCHUTZ (1975)	nach Tierversuchen $\geq$ 30	Torr

Nach den Tierversuchen (Hund) von BRIELEY et al. (1969) und
FREEMAN und INGVAR (1968) ist die cerebrale Zirkulation und die
Autoregulation bei einem Perfusionsdruck von 20 mmHg aufgehoben.

Neben der absoluten Höhe des Perfusionsdruckes ist die Abfall-
geschwindigkeit des Mitteldruckes von entscheidender Bedeutung.

Bei plötzlichem Abfall des Hirnperfusionsdruckes konnten RAPELA
u. GREEN (1964) nachweisen, daß die Autoregulation nach etwa
30 sec einsetzte (Totzeit des Regelsystems).

Die Verminderung des cerebralen Gefäßwiderstandes ermittelten
STONE et al. (1955) als -46% für einen Blutdruckabfall von -44%.
FINNERTY et al. (1954) halten einen maximalen Abfall des Gefäß-
widerstandes bis -60% für möglich.

Wichtig für diese Arbeit ist der Bericht von ZORAB (1974), der
bei einem kleinen Patientengut die Beobachtung machte, daß bei
der kontrollierten Hypotension mit Nitroprussidnatrium die Hirnzirkulation durch kompensatorische cerebrovasculäre Widerstands-
abnahme erhalten bleibt. Diese Untersuchung scheint darauf hinzuweisen, daß in der kontrollierten Hypotension mit Nitroprussidnatrium die Autoregulation der Hirngefäße gewahrt bleibt. Nach
den Angaben dieser Autoren zeigten einzelne Patienten sogar bei
Senkung des arteriellen Druckes eine Zunahme der Hirnzirkulation
infolge direkter vasodilatorischer Wirkung von Nitroprussidnatrium auf die Hirngefäße.

Die tierexperimentellen Untersuchungen von STOYKA und SCHUTZ
(1975) zeigten die günstigen Wirkungen von Nitroprussidnatrium
auf den Hirnkreislauf in der kontrollierten Hypotension. Diese
Untersuchungen wurden nach Gaben von Nitroprussidnatrium im Vergleich zu Trimethaphan (Arfonad) durchgeführt.

Tabelle 3. Veränderungen der Hirnkreislaufparametergrößen bei 14 Hunden nach
Senkung des cerebralen Perfusionsdruckes auf 30 Torr mit Nitroprussidnatrium
im Vergleich zu Trimethaphan (Arfonad) (STOYKA u. SCHUTZ, 1975)

	Nitroprussidnatrium	Trimethaphan (Arfonad)
Hirndurchblutung	- 10%	- 50%
Cerebraler Gefäß-widerstand	- 48%	- 8%
Sauerstoffaufnahme	- 5%	- 35%
Herzzeitvolumen	- 20%	- 50%

Die Ausgangslage für alle Untersuchungen war ein mittlerer Wert
für die Hirnperfusion von 43,3 $\pm$ 4,5 ml/100g/min bei einem cerebralen Perfusionsdruck von 80 Torr.

Als Ergebnis dieser Untersuchungen zeigte sich, daß nach Gaben
von Trimethaphan die Autoregulation der Hirngefäße unter 60 Torr
versagte und die Hirndurchblutung stark abfiel. Die Bestimmung
der Hirnsauerstoffaufnahme ergab für Trimethaphan einen hypoxi-

schen Grenzwert des cerebralen Perfusionsdruckes bei 50 mmHg.
Ein Abfall auf 30 mmHg verursachte eine schwere cerebrale
Hypoxie.

Wesentlich günstigere Untersuchungsergebnisse zeigten sich nach
der Senkung des Perfusionsdruckes mit Nitroprussidnatrium. Bei
einer Senkung des cerebralen Perfusionsdruckes auf 30 Torr blieb
die cerebrale Durchblutung erhalten (- 10% vom Kontrollwert),
und die Sauerstoffaufnahme (- 5% vom Kontrollwert) des Hirngewebes fiel kaum ab.

Diese Ergebnisse weisen darauf hin, daß Nitroprussidnatrium für
die kontrollierte Hypotension bei neurochirurgischen Operationen
das Mittel der Wahl ist.

*3.1.3. Kritische Grenzwerte der Hirndurchblutung und der Sauer-
stoffaufnahme (CMRO$_2$) in Narkose und kontrollierter Hypotension*

Ein Norm-Sauerstoffverbrauch von 3,3 ml/100g/min (KETY u. SCHMIDT,
1948) ist gewährleistet bei einer Norm-Hirnperfusion von 54 ml/
100g/min bei der Stickoxydulmethode nach KETY und SCHMIDT (1948)
und 52 ml/100g/min nach der 85 Krypton-Inhalations-Methode nach
LASSEN und MUNCK (1955). Durch die Narkose wird mit der Hirnperfusion die cerebrale Sauerstoffaufnahme vermindert (Tabelle 4).

Der Einfluß verschiedener Narkosemittel auf den Sauerstoffverbrauch des Gehirns wurde auf Tabelle 4 zusammengefaßt.

Aus dieser Aufstellung geht eindeutig hervor, daß der stärkste
Abfall der Sauerstoffaufnahme nach Barbituratgabe beobachtet
wird, während bei Lachgas-Sauerstoffgabe eine nur geringe Verminderung beobachtet wird.

Die Reduktion des Hirnsauerstoffverbrauchs bei Ethrane und Halothan entspricht der Senkung durch die Neuroleptanaesthesie
(Tabelle 4).

Nach Untersuchungen am Hund konnten MICHENFELDER und THEYE (1971)
beweisen, daß durch die Gabe von Fentanyl 0,006 mg/kg Körpergewicht die Sauerstoffaufnahme um 21% gesenkt wird. Bei Gaben von
Droperidol reduzierte sich die Hirnperfusion bei den Versuchstieren um 50%. Eine entsprechende Verminderung der Sauerstoffaufnahme durch Droperidol wurde nicht beobachtet.

Eine große Reduktion der Hirnperfusion, relativ zur Sauerstoffaufnahme, führte zu einer erhöhten Extraktion des Sauerstoffs
aus dem venösen Blut (KREUSCHER, 1967).

Diese Kompensation ist in Narkose nur bis zu einer Verminderung
der Hirndurchblutung bis zu 50% möglich.

Eine weitere Verringerung der Hirndurchblutung führt zu einer
Oligämie mit hypoxischer Verminderung der Sauerstoffaufnahme
(CMRO$_2$).

Tabelle 4. Einfluß der Narkose auf den Sauerstoffverbrauch des Gehirns beim Menschen

Autor	Narkosemittel	Narkosetiefe	Technik der Untersuchung	Sauerstoff-verbrauch	Veränderung des Kontrollwertes
WOLLMAN et al. (1964)	N2O 70% in O_2, Prämedikation 100 mg Nembutal; Einleitung: 350 mg Thiopental	flache Anaesthesie	85 Krypton	2,45	– 21%
ALEXANDER et al. (1964)	N_2O 70% in O_2, Einleitung 175 mg Thiopental	flache Anaesthesie	85 Krypton	2,85 – 3,18	O – 8%
SMITH u. WOLLMAN (1972)	N_2O 70% in O_2, Prämedikation Ø	flache Anaesthesie	85 Krypton	2,46	– 20%
WOLLMAN et al. (1969)	Éthrane 3 %	chirurg. Narkosetiefe	85 Krypton		– 50%
KETY u. SCHMIDT (1948)	Thiopental (<O,5 g i.v.)	wach	N_2O, KETY u. SCHMIDT	3,3 3,3	Ø Ø
	Thiopental (O,5 – 1,6 g i.v.)	leichte Anaesthesie	N_2O, KETY u. SCHMIDT	2,1	– 36%
	Thiopental (O,7 – 3,8 g i.v.)	tiefe Anaesthesie	N_2O, KETY u. SCHMIDT		– 54%
CHRISTENSEN et al. (1967)		wach	85 Krypton	3,09	
	Halothan 1% in O_2	flache Narkose	85 Krypton	2,88	– 27%
McHENRY et al. (1965)		wach	85 Krypton	2,98	
	Halothan 1% in N_2O O_2 1:1	flache Narkose	85 Krypton		– 26%
McDOWALL (1967)		wach	85 Krypton	3,3	
	Halothan O,5% in O_2	flache Narkose	85 Krypton	2,8	– 14%

Bei der Senkung des Mitteldruckes von 109 auf 48 Torr beobachteten FINNERTY et al. (1954) einen Abfall der Hirndurchblutung von 51 ml/100g/min auf 31,5 ml/100g/min. Als Zeichen zentraler Ischämie traten bei den wachen Patienten EEG-Veränderungen und Bewußtseinsverlust auf. Die starken Veränderungen des EEGs sind ein Hinweis, daß mit einer Hirnperfusion von 31,5 ml/100g/min der kritische Grenzwert für die Sauerstoffaufnahme des Gehirns überschritten war.

Der kritische Grenzwert von 35 ml/100g/min (FINNERTY et al., 1965) bei wachen, gesunden Menschen wird nach neueren Untersuchungen am stärksten gesenkt durch die Hypothermie oder durch tiefe Barbituratnarkose (BRODERSEN u. JØRGENSEN, 1974).

Die Autoren beobachteten in mäßiger Hypothermie (34°C) und tiefer Barbituratnarkose einen Hirndurchfluß von 10 bis 21 ml/100g/min mit einem $CMRO_2$ weniger als 1,0 ml/100g/min. Eine Halothan-Lachgasnarkose in Normothermie bei mäßiger Hyperventilation ermöglichte einen kritischen Grenzwert von 20 ml/100g/min.

BOYSEN et al. (1974) zeigten, daß Patienten für eine Carotis-endarteriektomie den Abfall der Hirnperfusion für 20 min ohne Spätfolgen tolerierten.

Der Carotis interna-Stumpfdruck betrug bei dieser Messung durchschnittlich 50 mmHg. Dies entsprach einem cerebralen Perfusionsdruck von 35 mmHg.

Der kritische Grenzwert der Hirnperfusion in Halothannarkose liegt nach diesen Untersuchungen bei normothermen Patienten durchschnittlich bei 20 ml/100g/min für einen Zeitraum bis maximal 20 min (BOYSEN et al., 1974).

Die Untersuchungen von STOYKA und SCHUTZ (1975) bei Hunden zeigten bei Senkung des zentralen Perfusionsdruckes mit Nitroprussidnatrium auf 30 mmHg eine Minderung der Hirndurchblutung um 10% und der Sauerstoffaufnahme ($CMRO_2$) um -5%. Die Autoren erklärten dieses günstige Ergebnis durch eine Weitstellung der Hirngefäße mit Verminderung des cerebralen Gefäßwiderstandes um -48%.

Nach diesen tierexperimentellen Untersuchungsergebnissen erscheint die kontrollierte Hypotension mit Nitroprussidnatrium in Neuroleptanaesthesie bis zu einem arteriellen Mitteldruck zwischen 50 - 60 mmHg als eine sichere Methode.

3.1.4. Einfluß der Narkosemittel auf Hirndurchblutung und Hirndruck

Zur unabhängigen Führungsgröße wird der Hirnperfusionswiderstand, wenn er durch Narkosemittel gezielt verändert werden kann.

Bestimmte volatile Anaesthetica verstärken vasodilatorisch die Hirndurchblutung.

Tabelle 5. Ursache für die Zunahme des Hirndruckes bei Narkose mit volatilen Anaesthetica

Anaestheticum	intra-cerebraler Druck	Hirn-durch-blutung	Autor
Lachgas	↑	— oder ↑	SONDERGARD et al., 1961; McDOWALL u. HARPER, 1965; SAIDMAN u. EGER, 1965; WOLLMAN et al., 1965; McHENRY et al., 1965; LAITINEN et al., 1967; HULME et al., 1971; HENDRIKSEN u. JØRGENSEN, 1973
Halothan	↑	↑	SONDERGARD et al., 1961; MARX et al., 1962; GALINDO u. BALWIN, 1963; WOLLMAN et al., 1964; CHRISTENSEN et al., 1967; McDOWALL, 1967; JENNETT u. BARKER, 1969; GORDON, 1970; ADAMS et al., 1972
Methoxyflurane	↑	↑	FITCH et al., 1969; MICHENFELDER u. THEYE, 1973

Von allen volatilen Anaesthetica ist Halothan der stärkste Vasodilatator der Hirngefäße (WOLLMAN et al., 1964; McHENRY et al., 1965; CHRISTENSEN et al., 1967; McDOWALL, 1967).

WOLLMAN et al. (1964) beobachteten beim Menschen eine um 14% vergrößerte Hirnzirkulation bei einer inspiratorischen Halothankonzentration von 1,2%.

CHRISTENSEN et al. (1967) berichteten bei ihrem Patientenkollektiv von einer 27%igen Zunahme der Hirnperfusion bei 1% Halothan.

Nach McDOWALL (1967) beruht der Anstieg des intracerebralen Druckes auf einer Zunahme des intracerebralen Blutvolumens. Durch Veränderung des cerebrovasculären Gefäßwiderstandes kommt es zu einer Weitstellung der Arteriolen und sekundär zu einer Dilatation der Hirnvenen.

Diese vasodilatatorischen Wirkungen von Halothan und anderen Inhalationsnarkotica können durch die hypokapnische cerebrale Vasoconstriktion wieder aufgehoben werden (ADAMS et al., 1972).

Bei sehr hohem intracerebralem Druck ist die halothanverursachte Hirndrucksteigerung durch eine Hypokapnie nicht zu kompensieren (GORDON, 1970).

Im Gegensatz zu den volatilen Anaesthetica beobachtete MICHENFELDER und THEYE (1971) bei der Neuroleptanaesthesie eine Ver-

ringerung der Hirnperfusion um 40% bei Zunahme des cerebralen
Gefäßwiderstandes um 40% (Versuchstier: Hund). Mit der Verminderung des intracerebralen Blutvolumens fällt in der Neuroleptanaesthesie der intracerebrale Druck auch bei normalen Patienten
ab (KREUSCHER, 1965; FITCH et al., 1969).

FITCH et al. (1969) beobachteten bei einem Patientenkollektiv
mit erhöhtem cerebrospinalem Druck von 309 $\pm$ 70 mmH_2O nach Einleitung einer Neuroleptanaesthesie einen Abfall auf 244 $\pm$ 50
mmH_2O.

Diese Untersuchungen weisen eindeutig darauf hin, daß alle Inhalationsnarkotica den intracerebralen Druck erhöhen, während
die Neuroleptanaesthesie eine drucksenkende Wirkung bei Hirn-
tumoren und anderen intracerebralen raumfordernden Prozessen
ausübt.

*3.1.5. Reduktion des Hirndruckes durch Verminderung der Hirn-
durchblutung in Narkose*

In der Hypothermie ist sowohl das intracerebrale Blutvolumen
vermindert, als auch das cerebrospinale Flüssigkeitsvolumen neu
verteilt. Beides führt zu einer Verkleinerung des Gesamthirn-
volumens.

Eine Reduktion des Hirnvolumens erleichtert den neurochirurgischen Zugang zum Operationsgebiet. Die Hirndurchblutung und den
Hirndruck kann man mit verschiedenen Techniken beeinflussen:

ROSOMOFF (1956) beobachtete, daß die Hirnzirkulation durch Hypothermie von 35°C auf 25°C, bei Versuchstieren (Hund) - 6,7% je
Grad Temperaturabfall zurückging. Bei 20°C ist nach den Untersuchungen von ROSOMOFF (1956) die Hirnzirkulation um 50% reduziert.

Mit der Verminderung des intracerebralen Blutvolumens fällt nach
ROSOMOFF (1956) das cerebrospinale Flüssigkeitsvolumen um 5,5%
pro Grad Temperaturabfall ab.

Eine weitere wichtige Maßnahme zur Reduktion des Hirndruckvolu-
mens ist die Hyperventilation mit Verringerung des arteriellen
P_aCO_2 (HAYES u. SLOCUM, 1962; SCHETTINI et al., 1967; HARPER,
1965).

Nach HARPER (1965) verminderte sich im P_aCO_2-Bereich zwischen
20 bis 70 Torr die Hirnzirkulation um 2,5 - 3% pro 1 mmHg, nach
LASSEN und MUNCK (1955) um 4% pro 1 mmHg P_aCO_2-Abfall.

Diese hypokapnische Vasoconstriction bleibt auch in Narkose erhalten und kompensiert teilweise die vasodilatatorischen Wirkungen der volatilen Anaesthetica auf die Hirngefäße (ADAMS et al.,
1972).

Wenn von Luftatmung umgestellt wird auf 85 - 100% O_2-Atmung bei
einem konstanten P_aCO_2, vermindert sich die cerebrale Durchblutungsgröße um 13% (KETY u. SCHMIDT, 1948).

Im Gegensatz zu den volatilen Anaesthetica beobachteten MICHEN-
FELDER und THEYE (1971) bei der Neuroleptanaesthesie eine Verringerung der Hirnperfusion um 40% (Versuchstier: Hund), die
nicht durch eine Hyperventilation ausgelöst war, sondern als
vasoconstrictorischen Effekt des Droperidols auf die Hirngefäße
gedeutet wurde.

Diese Verminderung des intracerebralen Blutvolumens ist vor allem
auf die Zunahme des cerebrovasculären Gefäßwiderstandes um 40%
zurückzuführen.

Die Reduktion des intracerebralen Blutvolumens senkt den Hirndruck, so daß die Neuroleptanaesthesie unter besonderer Berücksichtigung der verschiedenen hirnphysiologischen Faktoren gut
für neurochirurgische Operationen geeignet ist.

3.1.6. *Schutzwirkung bei Blutdrucksenkung durch anteilig begün-stigte Hirndurchblutung*

Ein wichtiger Faktor, der die Hirnzirkulation auch unter Bedingungen der kontrollierten Hypotension aufrechterhält, ist die
relative Zunahme der Hirnperfusion.

FINNERTY et al. (1957) beobachteten beim Menschen, daß der Anteil des Herzminutenvolumens, der zur Hirnzirkulation bereitge-
stellt wurde, um 15 - 18% über dem Kontrollwert lag.

Diese protektive Redistribution des Herzminutenvolumens zur Si-
cherstellung der Hirnperfusion beobachteten auch SCHENK und
MENNO (1960) bei ihren Versuchstieren (Hund).

Während der kontrollierten Hypotension beobachteten die Autoren
eine relative Zunahme der Perfusion in der Arteria brachiocepha-
lica bei gleichzeitiger Abnahme der Durchblutung in der Aorta
abdominalis.

3.1.7. *Die Bedeutung des Anzapfsyndroms (steal phenomen)*

Hinsichtlich noch tolerierbarer Grenzzustände bei Narkose und
kontrollierter Hypotension wurden bisher nur die Steuerung des
Blutdruckes in ihrer Wirkung auf die Hirndurchblutung als Ganzes
skizziert.

Ungleichheiten der Durchblutung verschiedener Hirngebiete in Ab-
hängigkeit von der Narkoseführung und der Technik der kontrollierten Ventilation sind besonders bei Hirntraumen und bei raumfordernden intracerebralen Prozessen zu beobachten.

Die Partialdrucke von Sauerstoff, Kohlendioxyd und volatilen
Anaesthetica im Blut verändern je nach Teildrucken und Teildruck-
verhältnissen die Aufteilung des Hirnblutstromes. Hyperkapnie
steigert die Gesamt-Hirnzirkulation um 4% für je 1 Torr Anstieg
des P_aCO_2, benachteiligt aber pathologisch veränderte Hirngebiete innerhalb des Hirngefäßsystems, wie übereinstimmend von LAS-
SEN (1968) und SAMUEL et al. (1968) gefunden worden ist.

In den pathologisch veränderten Hirngebieten besteht dann die
Gefahr lokaler Ischämie (Tabelle 6), denn durch den Kohlendi-
oxydreiz bei der Hyperkapnie werden nur die Gefäße des normalen
Hirngewebes weitgestellt, mit einem verstärkten Blutabstrom aus
den pathologisch veränderten Hirnarealen.

Tabelle 6. Aufteilung des Hirnblutstromes bei Hyperkapnie und Hypokapnie bei
regionaler Schädigung des Hirngewebes

Hyperkapnie ↑	CO_2-Partialdruck (Torr)	Hypokapnie ↓
	Hirndurchblutung (ml/100g/min) insgesamt	
nimmt zu um 2,5 - 4% / 1 Torr P_aCO_2		fällt ab um 2,5 - 4% / 1 Torr P_aCO_2
	wird anteilig	
verschlechtert in pathologisch ver- änderten Hirngebieten		verbessert in ischämisch hypo- xischen Hirnge- bieten
Anzapfsyndrom (steal phenomen)		Robin-Hood-Syndrom (inverse steal syndrom)

Dieses Phänomen wird als Anzapfsyndrom oder steal phenomen be-
zeichnet (REIVICH, 1964).

Der paradoxe Effekt (inverse steal phenomen) ergibt sich bei der
Hyperventilation durch die Hypokapnie, die zu einer Vasoconstriction in dem normalen Hirngewebe führt, mit einem verstärkten Ein-
strom in die pathologisch veränderten Hirngebiete. Denn in diesen
hypoxischen Hirnarealen besteht eine regionale vasomotorische
Paralyse (LANGFITT et al., 1965) (Tabelle 7), so daß diese Hirngefäße eine Hypokapnie nicht mit einer Gefäßconstriction beant-
worten und infolgedessen die Durchblutungsgröße in dem geschädig-
ten Hirngewebe zunimmt (Robin-Hood-Syndrom oder inverse steal
syndrom).

Tabelle 7. Unterschiedliche Ursachen für die Störung der Autoregulation
der Hirngefäße

Ursache	Autoren
1. Cerebraler Perfusionsdruck unter 60 Torr	LASSEN (1959)
2. Hirntumoren	PALVÖGLYI (1969)
3. Schädel-Hirntraumen	FIESCHI et al. (1971)
4. Subarachnoidale Blutungen	HEILBRUN et al. (1972)

*3.1.8. Der kritische Grenzbereich der Autoregulation der Hirn-
gefäße*

Hirndurchblutung und Sauerstoffverbrauch sind nicht zwangsläufig
gekoppelt, was nach vorhergehendem Absatz unterstellbar wäre,
sondern es besteht noch mindestens ein Freiheitsgrad für Gegen-
wirkungen, nämlich durch Hirngefäßerweiterung (Vasodilatation).

Versteht man die Autoregulation als Regelkreis, so ist der Hirn-
Sauerstoffbedarf die Führungsgröße, die Hirnperfusion die Regel-
größe und die Hirngefäß-Dilatation wird zur Stellgröße, wenn die
Blutdrucksenkung als Störgröße die Funktion des Regelsystems pri-
mär beeinflußt. Die Autoregulation der Hirngefäße kann durch verschiedene Ursachen vor Einleitung der kontrollierten Hypotension
gestört sein.

Diese Störungen sind focal möglich, können aber auch das gesamte
Gehirn erfassen.

Trotz unterschiedlicher Ursachen der Störungen der Autoregulation
durch Ischämie, Trauma oder Neoplasma, ist die Reaktion der Hirngefäße ziemlich stereotyp (ALEXANDER u. LASSEN, 1970) (Tabelle 7
und 8).

Tabelle 8. Ursachen für den Ausfall der Autoregulation der Hirngefäße

Autoren	Ursachen
HAGENDAHL et al. (1965)	Schwere cerebrale Hypoxie mit Verminderung der Sättigung des Hämoglobins im arteriellen Blut unter 60%
HARPER (1965)	Zunahme des arteriellen PCO_2-Druckes über 70 Torr
WALTZ et al. (1972)	Cerebraler Perfusionsdruck $\leq$ 40 Torr
LANGFITT et al. (1965)	Maximaler Hirndruck nach Schädel-Hirntraumen und Hirntumoren
STRANGDGAARD et al. (1973)	Arterieller Mitteldruck über 125 - 140 Torr
FREEMAN u. INGVAR (1968)	Hypotension durch stärkere Blutverluste
KEANEY et al. (1973)	Nach tiefer kontrollierter Hypotension mit Nitroprussidnatrium
KEANEY et al. (1973)	Nach tiefer kontrollierter Hypotension mit Halothan

Bei Ausfall der Autoregulation tritt eine cerebrale Vasomotoren-
paralyse ein (LANGFITT et al., 1965). Dies bewirkt, daß die Hirndurchblutung ohne den modifizierenden Einfluß der Gefäßeinstel-
lung (Hirngefäßdilatation oder Constriction) nur noch den Ände-

rungen des cerebralen Perfusionsdruckes folgt, mit den möglichen
Folgen der Schädigung des Hirngewebes in umschriebenen Arealen
oder auch des Gesamtgehirns.

Grenzwerte für die Autoregulation. Die Autoregulation der Gehirndurchblutung kann durch verschiedene Ursachen aufgehoben werden
(Tabelle 8).

*3.1.9. Einfluß der Neigungslagerung auf den arteriellen Druck
der Hirngefäße*

Der Blutdruck wird zwangsläufig durch die für operative cerebrale Eingriffe besondere Lage der Patienten beeinflußt. Die
Lage im Schwerefeld bedingt in jedem flüssigkeitsgefüllten
System, daß der Druck in senkrechter Richtung zwischen zwei
waagerechten Querschnittsebenen von unten nach oben abnimmt,
so auch im Blutgefäßsystem.

Die Hemmung der vasoconstrictorischen Wirkung in der kontrollierten Hypotension läßt das Blut in tiefergelagerten Teilen
des Gefäßsystems ansammeln, wodurch der venöse Rückstrom zum
Herzen vermindert wird (venöses pooling).

Bei einer Kopfhochlagerung mit einer Neigung von 25°C liegt
der Kopf etwa 20 cm über dem Herzniveau. Die statische Druckdifferenz beträgt 2 mmHg/2,5 cm Höhendifferenz. Dementsprechend
ist der Blutdruck in der Hirnarterie etwa 16 mmHg niedriger,
als in der Arterie in Herzhöhe.

3.2. Neuroleptanaesthesie für neurochirurgische Eingriffe

Die neurochirurgische Operation erfordert in aller Regel eine
Anaesthesie mit tiefer Bewußtlosigkeit. Die Forderung nach Steu-
ermöglichkeit der Narkose wird durch Fentanyl und Dehydrobenzperidol besonders gut erfüllt. Diese Narkose bietet nach ETSCHEN-
BERGER (1973) folgende Vorteile:

1. eine Senkung des Hirndruckes bei raumfordernden intracerebralen Prozessen
2. Erhaltung der Autoregulation der Hirngefäße
3. Reduktion der Hirndurchblutung bei Abnahme des Sauerstoffbedarfs
4. vegetative Stabilisierung
5. Neurolepsie
6. gute Analgesie
7. Verlängerung des hirnanoxischen Toleranzstadiums
8. schnelle postoperative Erholung mit möglicher Kontrolle des
   Therapieerfolges oder Mißerfolges nach Gaben des Morphin-
   antagonisten Naloxone (HUSE et al., 1974)
9. gute Kreislaufstabilität selbst bei außergewöhnlichen Posi-
   tionen des Patienten (Seitenlage, Bauchseitenlage, Bauchlage,
   sitzende Position).

Nach ETSCHENBERGER (1973) ist das klinisch-pharmakologische Wirkprofil der Neuroleptanaesthesie für neurochirurgische Operationen besonders günstig weil:

- die receptorspezifische Wirkung im Stammhirn (Droperidol),
  Neurolepsie und vegetative Stabilisierung sicherstellt;
- der Angriffsort des Fentanyl Janssen, vorwiegend im ventro-
  caudalen Kern des Thalamus zu suchen ist und Analgesie und
  Schlaf bewirkt;
- die selektive Antagonisierbarkeit von Droperidol und Fentanyl
  Janssen gegeben ist.

Trotz der großen Vorteile dieses Anaesthesieverfahrens für die neurochirurgischen Eingriffe dürfen mögliche Nebenwirkungen nicht außer acht gelassen werden.

Nachteile der NLA für die Neuroanaesthesie sind:
1. Hypertone Reaktion sind möglich.
2. Dämpfung des Sinusknotens und Verzögerung der AV-Überleitung.
3. Extrapyramidale Nebenwirkungen.
4. Bronchoconstriction.

Weiterhin in Frage zu ziehen ist die Anwendung der NLA bei:
1. endogenen Depressionen
2. Opiatsüchtigen, wegen der Toleranzsteigerung
3. nach einer Therapie mit L-Dopa (Mittel zur Parkinson-Behand-
   lung)
4. Morbus Parkinson
5. nicht ausgereiftem extrapyramidalem System bei kindlichen
   Gehirnschäden
6. Asthma bronchiale und spastische Emphysembronchitis.

3.3. Zur Pharmakologie von Nitroprussidnatrium

Nitroprussidnatrium ($Na_2 Fe (CN)_5 (NO) \cdot 2 H_2O$) wurde von JOHNSON (1929) und COUJOLLE et al. (1929) als blutdrucksenkendes Mittel in die klinische Praxis eingeführt. Hypertensive Krisen behandelten PAGE et al. (1955) und GIFFORD (1961) erfolgreich mit Nitroprussidnatrium. MORACA et al. (1962) berichteten über erfolgreiche kontrollierte Hypotensionen bei neurochirurgischen Eingriffen.

Die Basis der pharmakologischen Wirkungen von Nitroprussidnatrium ist die direkte Relaxation der glatten Gefäßmuskulatur (Spasmolyse). Es greift nicht in die nervöse Impulsübertragung ein. Diese Spasmolyse macht sich an allen Arten glatter Muskulatur bemerkbar, z. B. auch an der glatten Bronchialmuskulatur.

Nitroprussidnatrium ist damit ein unspezifischer Antagonist für Norepinephrine, Acetylcholin, Histamin und andere vasoaktive Substanzen. Es erniedrigt den totalen peripheren Widerstand bei künstlichen Blutdrucksenkungen bis auf 60% (PAGE et al., 1955; SCHLANT et al., 1962). Häufig geht mit dem Blutdruckabfall eine Tachykardie einher.

3.3.1. Nitrit-ähnliche Wirkung von Nitroprussidnatrium

Nitroprussidnatrium hat auch eine erweiternde Wirkung auf die
Herzkranzgefäße. TOUNTAS et al. (1965) beobachteten bei Hunden,
daß die Coronardurchblutung um 73% im Bereich zwischen Kontrollwert bis zu einem Grenzwert des arteriellen Mitteldruckes von
40 Torr zunahm.

3.3.2. Gefahren bei der Anwendung von Nitroprussidnatrium

In Pflügers Archiv von 1886 schreibt L. HERMAN:
"Vor ein- und einhalb Jahren habe ich die Beobachtung gemacht,
daß kleine Dosen einer Lösung von Nitroprussidnatrium Warmblü-
ter unter den Erscheinungen der Blausäurevergiftung töten und
daß die unmittelbar nach dem Tode geöffneten Höhlen des Tier-
körpers einen intensiven Blausäuregeruch zeigen".

LAZARUS-BARLOW und NORMA (1941) beschrieben zwei Fälle von
Selbstmord durch eine hohe Dosis Nitroprussidnatrium mit den
Zeichen einer Blausäurevergiftung. Um die toxische Wirkung von
Nitroprussidnatrium zu verstehen, ist eine Darstellung des me-
tabolischen Abbaus von Nitroprussidnatrium notwendig.

3.3.3. Der metabolische Abbau von Nitroprussidnatrium

Der metabolische Abbau von Nitroprussidnatrium verläuft in zwei
Stufen (s. Tabelle 5):

1. Nitroprussidnatrium wird in Gegenwart von sulfhydrylgruppen-
   tragenden Aminosäuren zunächst durch Komplexbildung der SH-
   Gruppe des Methionins oder Cysteins zu Thiocyanat (SCN) meta-
   bolisiert; und anschließend
2. in Gegenwart der Erythrocytenoxydase (Thiocyanatoxydase) geht
   Thiocyanat in Cyanid über (PINES u. CRYMBLE, 1952; GOLDSTEIN
   u. RIEDERS, 1953); dabei bildet sich das Cyanid aber in Gegenwart von Thiosulfat teilweise wieder zu Thiocyanat zurück,
   und zwar durch die Transsulfurase (Rhodanese) (HIMWICH u.
   SAUNDERS, 1948; SAUNDERS u. HIMWICH, 1950).

Mit Hilfe der Indikatormethode untersuchten BOXER und RICHARDS
(1952) mit C-14-markierten Cyaniden und Thiocyanaten den Meta-
bolismus dieser Verbindungen. Die Autoren erkannten, daß sich
ein dynamisches Gleichgewicht beim Abbau des Nitroprussidnatriums zwischen dem Cyanid und dem Thiocyanat einstellt. Die Umwand-
lung von Thiocyanat zu Cyanid geschieht so langsam, daß Thiocyanate im Überschuß auftreten.

3.3.4. Die toxische Wirkung der Abbauprodukte von Nitroprussid-natrium

Nitroprussidnatrium geht, wie oben dargelegt, in den Erythro-
cyten oder im Gewebe in Thiocyanat über (Tabelle 9).

Größere Gaben von Nitroprussidnatrium bewirken Akkumulation von
Thiocyanat im Blut, zumal die Nierenclearance für Thiocyanat
sehr gering ist. Zur Hochdruckbehandlung war Thiocyanat eine
Zeitlang gebräuchlich, bis sich Berichte über Vergiftungser-
scheinungen häuften.

Bei den Patienten manifestierten sich die folgenden toxischen
Reaktionen:

1. gastrointestinale Krankheitszeichen, wie Übelkeit, Erbrechen
   und Diarrhöe;
2. Intoxikationszeichen mit Bewußtseinsstörungen (Somnolenz,
   Sopor) und Halluzinationen.

Allgemein begleiten diese Anzeichen Muskelschwäche mit Dyspnoe
und Palpitationen. Längerdauernde Thiocyanatbehandlung unter-
drückte die Jodaufnahme der Schilddrüse, mit einer nachfolgenden Schilddrüsenunterfunktion.

PAGE et al. (1955) bestimmten nach Gaben von 210 mg Nitroprussidnatrium einen Thiocyanatspiegel von 9,8 - 11 mg/100 ml
(maximal: 15 mg/100 ml).

Toxische Wirkungen können nach BARKER (1936) schon bei einem
Blutspiegel zwischen 8 - 12 mg/100 ml Thiocyanatspiegel beob-
achtet werden, obwohl diese Konzentration unter dem toxischen
Grenzbereich von 15 mg/100 ml liegt.

Ohne genauere Angaben über den Zeitpunkt der Probenentnahme berichteten JONES und COLE (1968) von einer arteriellen Konzentration von 0,05 mg/100 ml. Bei längerem Einsatz von Nitroprussidnatrium halten es MORACA et al. (1962) für nötig, den Thiocyanatspiegel zu überprüfen, um sicherzustellen, daß der Blutspiegel
unter 15 mg/100 ml liegt.

3.3.5. Cyanid (HCN)

Bei 58 Patienten mit einer tödlichen Blausäurevergiftung wurde
ein durchschnittlicher Blutcyanidspiegel von 2,39 µg/100 ml beobachtet (ANSELL u. LEWIS, 1970). Als minimale letale Konzentration im Blut bestimmten GETTLER et al. (1952) 0,34 µg Cyanid/
100 ml.

Schon 1 1/2 Jahrzehnte früher hatte der gleiche Autor von Cyanid-
spiegeln zwischen 0,5 und 1,7 mg/100 ml zweier mit Blausäure ver-
gifteter Hunde berichtet (GETTLER et al., 1938). Bei Patienten
nach Thiocyanatgabe zur Blutdrucksenkung für 3 - 5 Tage betrug
die Blausäurekonzentration im Blut 0,01 - 0,05 µg/100 ml.

Nitroprussidnatrium setzt sich im Blut zu Cyanid um. Bei in
vitro-Untersuchungen zeigten PAGE et al. (1955), daß der Abbau
von Nitroprussidnatrium bei 38°C erst nach 90 min abgeschlossen
ist.

MAHATTEY (1942) sah die klinischen Zeichen einer Cyanidvergiftung nach einer Überdosis von Nitroprussidnatrium erst nach

45 - 60 min (Versuchstier: Meerschweinchen). Hierbei trat der
Tod durch Cyanidvergiftung erst nach 75 - 120 min ein. Zwischen
1,5 bis 3 Std betrug die Latenzzeit bei Menschenaffen, bis ein
hypoxisches Kreislaufversagen eine Cyanidvergiftung nach Nitroprussidnatriumgabe manifestierte (McDOWALL, 1974). Die Cyanidvergiftung beruht auf einer toxischen Hypoxie. Durch Blockade
der gelben Atemfermente (Cyan-Cytochromoxydase) kommt es zu
einer Unterbrechung der Sauerstoffausnutzung infolge Lähmung
der Atemkette.

McDOWALL et al. (1974) ermittelten die mittlere tödliche Dosis
beim Menschenaffen; auf Gewichtsbasis umgerechnet entspräche
dies bei einem durchschnittlichen 75 kg schweren Mann einer toxischen Dosis von 510 mg Nitroprussidnatrium. Das frühe Anzeichen einer Cyanidvergiftung ist eine progrediente metabolische
Acidose.

Die metabolische Acidose bei den Versuchstieren manifestierte
sich in einem Abfall der ph-Werte im arteriellen Blut auf 6,94;
6,95; und 7,09; parallel hierzu verlief eine Acidose im Liquor
cerebrospinalis. Der durchschnittliche intracelluläre Milch-
säurespiegel im Gehirn der Affen betrug 470 mg/ml bei einem Verhältnis der Milchsäure zur Brenztraubensäure von 681/1.

Diese cerebrale Acidose ging einher mit einer Reduktion der
Sauerstoffaufnahme der grauen Hirnsubstanz von etwa 4 ml/100g/
min auf 0,79 ml/100g/min. Die normale Sauerstoffaufnahme der
grauen Hirnsubstanz überstieg das Fünffache dieses Wertes.

Nach Beendigung der kontinuierlichen Infusion stellen sich die
ursprünglichen Blutdruckwerte innerhalb 1 - 2 min wieder ein.

Als therapeutischen Index von Nitroprussidnatrium kann das Verhältnis der therapeutischen erforderlichen hypotensiven Gesamtdosis zur letalen Dosis angesehen werden. JOHNSON (1929) errechnete bei Hunden einen Verhältniswert von 1 : 10. McDOWALL et al.
(1974) schlossen aus ihren Untersuchungen bei Affen, daß die letale Gesamtmenge fünfmal über der therapeutischen Gesamtmenge
liegt. Die Autoren konnten mit Dosierungen zwischen 3 und 250 mg
Blutdrucksenkungen erfolgreich einleiten. MAHATTEY (1942) errechnete auf der Basis von Tierversuchen eine toxische Gesamtmenge von Nitroprussidnatrium für den Menschen von 250 mg/Std;
McDOWALL eine Maximaldosis von 200 mg in einem Zeitabschnitt
von 1 - 2 Std.

Bei unseren Untersuchungen wurde eine Maximaldosis von 27 mg/
Std nicht überschritten (s. Kapitel 5.2.).

Tabelle 9. Stoffwechsel des Nitroprussidnatriums $(Na_2 Fe (CN)_5 (NO) \cdot 2 H_2O)$

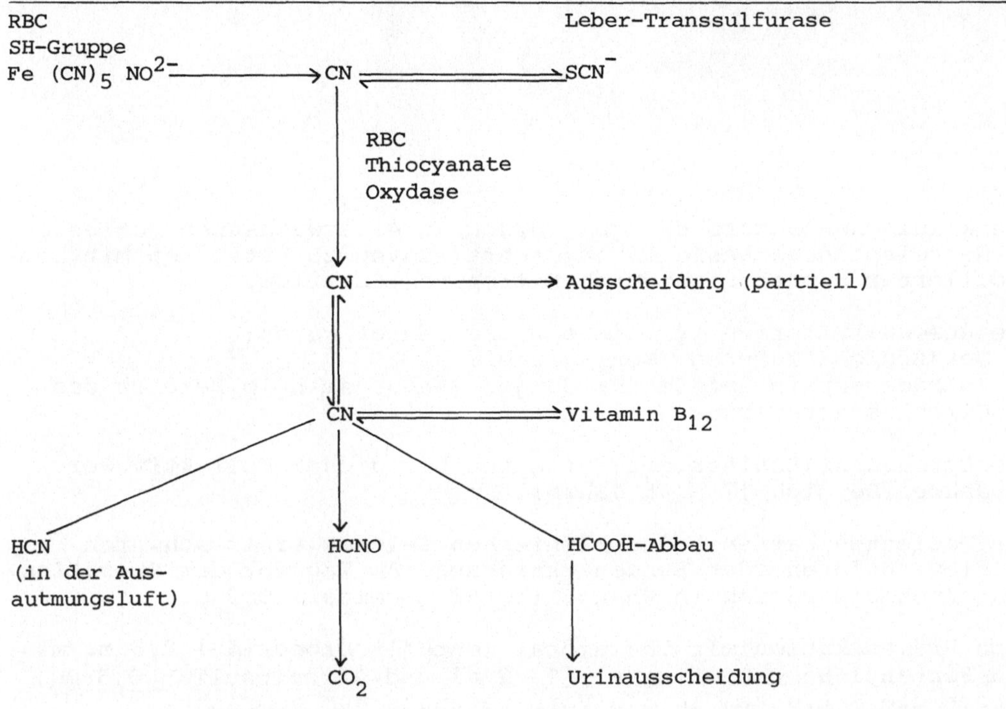

4. PATIENTENGUT

Die klinischen Untersuchungen wurden an 45 erwachsenen Patienten
in Neuroleptanaesthesie durchgeführt, davon 25 Patienten mit kontrollierter Hypotension durch Nitroprussidnatrium.

Die Auswahlkriterien für diese 25 Patienten waren:
1. Gefäßreiche Tumoren (Meningeome).
2. Intracerebrale Gefäßmißbildungen (Aneurysmen im Bereich des
   Circulus arteriosus Willisii).

Das Durchschnittsalter der Patienten bei diesem Kollektiv war
42 Jahre (Bereich 17 - 65 Jahre).

Die Patienten hatten keine klinischen Zeichen einer schweren
kardiovasculären oder Lungenerkrankung. Am Tag vor der Operation
erhielten die Patienten Phenobarbital (Luminal) 0,2 g.

Nach Prämedikation mit Thalamonal (enthält Droperidol 2,5 mg/ml
und Fentanyl-Base 0,05 mg/ml) 1 - 2 ml und Atropinsulfat 0,5 mg,
wurden die Patienten in den Vorbereitungsraum gebracht.

Katheter und Kanülen wurden in Lokalanaesthesie gelegt. Zur Narkose wurde den Patienten Droperidol in intermittierenden Dosen
von 2,5 mg bis zur Sedation unter laufender Kontrolle des Blutdruckes injiziert, anschließend erhielten sie über eine Gesichts-
maske N_2O/O_2 50/50. Die durchschnittliche Gesamtdosis von Droperidol betrug 6,95 mg (= 369 $\pm$ 118 µg/kg).

Danach wurde 0,5 mg Fentanyl-Base in 250 ml einer 5%igen Laevuloselösung als Tropf schnell zugeführt. Reagierten die Patienten
nicht mehr auf Anruf, erhielten sie 75 - 100 mg Succinylcholin,
anschließend erfolgte die Intubation mit einem Woodbridge-Tubus
Charriere 36 - 40 (12 - 13 1/2 mm Außendurchmesser).

Die durchschnittliche Einleitungsdosis von Fentanyl betrug
0,71 $\pm$ 0,31 mg (9,07 $\pm$ 2,81 µg/kg) (s. Tabelle 13).

Als Erhaltungsdosis wurden halbstündlich durchschnittlich 0,1 mg
Fentanyl injiziert oder 4,2 $\pm$ 1,87 µg/kg/Std. Die Patienten wurden nach Einleitung der Narkose mit einem Dräger-Narkosespiromat
650 kontrolliert beatmet. Das Verhältnis zwischen Einatmungs-
und Ausatmungsphase (Atem-Verhältnis zwischen Einatmungs- und
Ausatmungsphase (Atemzeitquotient 1 : 1,5) wurde konstantgehalten.

Die Patienten wurden mit einem positiven inspiratorischen Druck
beatmet. Das durchschnittliche Atemhubvolumen in Neuroleptanaesthesie betrug 423 $\pm$ 63 ml BTPS. In der kontrollierten Hypotension betrug das Atemhubvolumen 466 $\pm$ 62 ml (BTPS). Nach der

Succinylcholin-Relaxation (1 - 2 mg/kg KG) zur endotrachealen
Intubation wurden keine weiteren Muskelrelaxantien gegeben.

Das nach der Intubation eingestellte Atemminutenvolumen richte-
te sich nach der präoperativen Kontrolluntersuchung unter Grundumsatzbedingungen. Die Kontrolle der Atemvolumina wurde mit einem
Wright-Spirometer durchgeführt. Die gemessenen Ventilationsvolu-
mina wurden unter Berücksichtigung der Raumtemperatur und des
Respirometertotraumes auf Lungenverhältnisse korrigiert (BTPS).
Bei Umrechnung der Atemvolumina auf Körpergewicht ergab sich in
der Neuroleptanaesthesie ein durchschnittliches Atemminutenvolumen von 105,9 $\pm$ 20 ml·kg^{-1}·min^{-1} BTPS und in der kontrollierten
Hypotension 98 $\pm$ 20 ml·kg^{-1}·min^{-1} BTPS.

Die durchschnittliche Narkosedauer betrug 299 min (Bereich 133 -
585 min) (s. Tabelle 20, 21).

Zur Durchführung einer kontrollierten Hypotension wurde Nitroprussidnatrium als Tropf eingesetzt (10 - 50 mg in 500 ml 5%iger
Laevuloselösung).

Tabelle 10. Allgemeine Angaben zum Patientenkollektiv in Neuroleptanaesthesie und kontrollierter Blutdrucksenkung mit Nitroprussidnatrium

Durchschnittsalter der Patienten:	42 $\pm$ 11 Jahre (Bereich 17 - 65 Jahre)
Durchschnittliche Narkosedauer:	299 $\pm$ 100 min
Durchschnittliche Senkungsdauer:	65,6 $\pm$ 36,4 min
Anzahl der Patienten:	25

Tabelle 11. Angaben zum Patientenkollektiv in Neuroleptanaesthesie

Durchschnittsalter der Patienten:	44 Jahre (Bereich 17 bis 65)
Durchschnittliche Operationsdauer:	285 min

Tabelle 12. Aufstellung der durchschnittlichen Dosen von Dehydrobenzperidol, Fentanyl und Nitroprussidnatrium zur Einleitung und Erhaltung der Neuroleptanaesthesie und der kontrollierten Hypotension

		DHB ml	DHB mg	DHB µg/kg	Fentanyl ml	Fentanyl mg	Fentanyl µg/kg	Fentanyl µg/kg/Std	Nitroprussidnatrium µg/kg/min	Nitroprussidnatrium Gesamtdosis mg
Einleitungsdosis	NLA	6,84 ±3,02 n = 25	17,1 ±7,56 n = 25	264,0 ±123,9 n = 25	11,0 ±5,81 n = 25	0,56 ±0,28 n = 25	8,33 ±4,08 n = 25			
	NLA kontr. Hypotension	10,68 ±2,78 n = 25	26,7 ±6,95 n = 25	369,0 ±118,7 n = 25	12,88 ±4,29 n = 25	0,71 ±0,31 n = 25	9,07 ±2,81 n = 25			
		P<0,001	P<0,001	P< 0,001	P>0,05	P>0,05	P>0,05			
Erhaltungsdosis	NLA				25,5 ±11,44 n = 24	1,27 ±0,57 n = 24	18,49 ±7,62 n = 24	5,06 ±2,54 n = 25		
	NLA kontr. Hypotension				27,5 ±11,81 n = 24	1,29 ±0,62 n = 24	18,49 ±7,62 n = 24	4,20 ±1,87 n = 25	1,89 ±1,33 n = 25	8,57 ±7,25 n = 25
					P>0,05	P>0,05	P>0,05			

Mit Hilfe eines automatischen Tropfenzählers konnte die Tropfen-
zahl pro Minute nach Bedarf (Bereich 10 - 100 Tropfen/min) eingestellt werden. Später verwandten wir eine automatische Infusionssteuerung (Decca Typ 460 Automated Infusion Unit) oder eine
motorgetriebene Spritze (Perfusor).

Der durchschnittliche arterielle Mitteldruck nach Gaben von
Nitroprussidnatrium betrug 52,9 $\pm$ 7 Torr. Die durchschnittliche
Dauer der kontrollierten Hypotension betrug 65 $\pm$ 36 min (Bereich
16 - 154 min).

Um den Blutdruck auf den gewünschten Wert zu senken, erhielten
die Patienten durchschnittlich 1,89 $\pm$ 1,39 µg/kg/min Nitroprussidnatrium. Die durchschnittliche Gesamtdosis betrug 8,57 $\pm$ 7,25
mg Nitroprussidnatrium. Nach Beendigung des Nitroprussidnatrium-
tropfes erreichte der Blutdruck innerhalb von 1 - 2 min den Ausgangswert.

5. METHODIK

Leitgröße dieser Kreislaufuntersuchungen ist das Herzzeitvolumen. Die fortlaufende Bestimmung des Mitteldruckes bei der blutigen Blutdruckmessung macht es möglich, die kontrollierte Hypotension optimal zu steuern. Aus den Patienten intermittierend entnommenen Simultanproben von arteriellem und zentralvenösem Blut wurden analytische Daten gewonnen, die als Meßgröße dank ihrer regelmäßigen Folge und ihres geringen Zeitverzugs die Bedeutung von Leitgrößen bekamen.

Tabelle 13. Aufstellung der direkt gemessenen Untersuchungsgrößen

a) Kontinuierliche Bestimmung von:	
Herzfrequenz	Herzschläge min^{-1}
Blut(mittel)druck	(mmHg)
Temperatur (rectal, ösophageal, intraaortal)	(^{o}C)
Kohlendioxyd (exspiratorisches Atemgas)	(Vol.-%)
Atemminutenvolumen	(1 min^{-1})
Atemzugvolumen	(1 min^{-1})
b) diskontinuierliche Bestimmungen von:	
Kohlensäurepartialdruck im arteriellen und zentralvenösen Blut	(mmHg)
Sauerstoffpartialdruck im arteriellen und zentralvenösen Blut	(mmHg)
pH-Werte im arteriellen und zentralvenösen Blut	(pH-Einheiten)
Sauerstoffgehalt im arteriellen und zentralvenösen Blut	(ml/100 ml)
Hämoglobin	(g/100 ml)
Sauerstoffsättigung des Hämoglobins in arteriellen und zentralvenösen Blutproben	(Vol.-%)
Herzzeitvolumen	(1 min^{-1}).

Spezielle Angaben siehe Untersuchungsmethoden im Anhang

Aus Grundgrößen und Leitgrößen sind später mittels eines Fortran-Programms die Werte abgeleiteter Kenngrößen errechnet worden.

Dadurch entstand Transparenz des komplizierten Sinnzusammenhanges, der den Zustand eines Patienten in Neuroleptanaesthesie bei kontrollierter Hypotension mit Nitroprussidnatrium beschreibt.

Bei 25 Patienten wurden vor und nach der kontrollierten Hypotension serienmäßig die Werte folgender hämodynamischer Parameter laufend registriert:

Blutdruck (RR); Herzfrequenz (HF); Herzzeitvolumen (HZV); aus
diesen Grundgrößen wurden die Werte der folgenden Kreislaufparametergrößen mit Hilfe eines Digitalprozeßrechners berechnet.

Tabelle 14. Aufstellung der errechneten Kreislaufparametergrößen

Herzindex	$(1 \ min^{-1}m^{-2})$
Schlagindex	$(ml \cdot Herzschlag^{-1}m^{-2})$
Linke Herzarbeit	$(m \cdot kg \cdot min^{-1}m^{-2})$
Linke Schlagvolumenarbeit	$(g \cdot m \cdot Herzschlag^{-1})$
Totaler peripherer Widerstand	$(dyn \ sec \ cm^{-5})$.

Nach der Bestimmung des Sauerstoffgehaltes im arteriellen und
zentralvenösen Blut konnte mit Hilfe des Herzzeitvolumens die
Sauerstoffaufnahme während der Neuroleptanaesthesie im Vergleich
zur kontrollierten Hypotension ermittelt werden.

Die folgende Tabelle gibt weitere errechnete Parametergrößen an:

Tabelle 15. Parametergrößen zur Bestimmung des Sauerstoffverbrauches

Sauerstofftransport (ST)	$(O_2 \ ml \ min^{-1})$
Sauerstoffaufnahme pro Einheit Körperoberfläche ($\dot{V}O_2$)	$(O_2 \ ml \ min^{-1}m^{-2})$
Arterio-venöse Sauerstoffgehalts- differenz ($C_{av}DO_2$)	$(ml \ (100ml)^{-1})$
Arterio-venöses Kurzschlußvolumen (Q_S)	(Vol.-%)
Spezifische Ventilation (Spez. V)	$\left(\dfrac{ml \ AMV \ (BTPS) \ min^{-1}}{ml \ O_2 \ (STPD) \ min^{-1}}\right)$.

Es muß aber bei der Aufstellung berücksichtigt werden, daß die
berechneten Parametergrößen z. T. indirekte Indikatoren sind.
Sie weisen auf eine Tendenz hin und sind im strengen Sinne nur
qualitative Hinweise. Außerdem sind diese mittelbaren Informa-
tionen, abgesehen von den aufgeführten Leitgrößen, nur mit Verzögerung zu berechnen.

Mit den aufgeführten Methoden konnten aber die Erfordernisse
und Grenzen für die Verwendung von Nitroprussidnatrium zur kontrollierten Blutdrucksenkung bei neurochirurgischen Operationen
aufgefunden werden.

5.1. Statistische Berechnungen

Die Untersuchungsergebnisse, auf Lochkarten übertragen, wurden
mit einem Telefunken TR 86-Prozeßrechner mittels drei Fortran-
IV-Programmen ausgewertet.[1]

---

[1] Die Programmstellung und die statistische Auswertung wurde ermöglicht durch die hilfsbereite Unterstützung der Mitarbeiter
des Rechenzentrums der Neurochirurgischen Klinik der Universität
Düsseldorf: Herrn Dr. E. REHSE, Herrn Dr. R. GUARDO, Herrn Dipl.-
Ing. K. MÜLLER

Das erste Programm lieferte die beschriebenen Kreislaufdaten,
einschließlich der Reduktion der Blutgasanalysenwerte und der
Atemvolumina auf Bezugszustände.

Das zweite Programm zog die Datenfolge der Kollektive zu Mittel-
werten zusammen und gab sie samt mittlerer Abweichung aus.
Schließlich war es möglich, die Signifikanz einer Mittelwert-
differenz zweier Kollektive abhängig von deren Umfang nach einer
Gauß- bzw. Studentverteilung (für große bzw. kleine Kollektive)
zu sichern.

Das dritte Programm berechnete Regressionskurven wählbarer Po-
tenzen (linear, kubisch etc.) und zeichnete Eingabedaten und
Regressionskurven auf einem Plotter (automatischer Diagramm-
zeichner).

Das (chi)^2-Testverfahren der Eingabewerte ist geeignet zur Beurteilung der Vertrauenswürdigkeit der Regressionskurven.

5.2. Nitroprussidnatrium zur kontrollierten Hypotension in Neu-roleptanaesthesie

Das pharmakologische Wirkungsprofil von Nitroprussidnatrium bestimmt die therapeutische Methode bei der Einleitung der kontrollierten Hypotension.

Die blutdrucksenkende Wirkung des Nitroprussidnatriums wird bestimmt durch die Evaneszenz und die Wirkungsstärke dieses Mittels.
Um Überdosierungen zu vermeiden und einen gleichmäßig effektiven
Blutspiegel zu gewährleisten, wurden die folgenden Therapiegrund-
sätze beachtet:

1. Kontinuierliche Registrierung des arteriellen Blutdruckes.
2. Kontinuierliche klinische Beobachtung.
3. Medikation mit genauer Dosierungsmöglichkeit
   a) Mikroinfusionsbesteck mit Feineinstellung,
   b) oder Infusionspumpe (Perfusor),
   c) automatischer Tropfenzähler.
4. Applikationsweg
   a) Vermeidung peripherer Venen, wegen Gefahr der Akkumulation
   oder plötzlichen Einschwemmung des Präparates bei Lageände-
   rung der Patienten.
   Besser: Zufuhr in große Hohlvenen (Vena subclavia, Vena
   jugularis interna, Vena cava superior).

Eine Verstärkung der Wirkung von Nitroprussidnatrium sollte er-
wartet werden, wenn die nachfolgenden Voraussetzungen vorgefun-
den werden:

1. Verstärkung der hypotensiven Wirkung nach Vorbehandlung mit
   a) Hydralazinen (Apresolin, Nepresol)
   b) Ganglienblockern (Ansolysen, Vagolysen).

2. Größere Narkosetiefe mit volatilen Anaesthetica (Halothan,
   Ethrane, Methoxyflurane) (mit Reduktion des kompensatori-
   schen Baroreceptorreflexes).
3. Die kontrollierte Ventilation kann die hypotensive Wirkung
   verstärken, durch Erhöhung des durchschnittlichen Beatmungs-
   druckes infolge
   a) Veränderung der Atemzeitquotienten, Beatmungstyp,
   b) Erhöhung des endexspiratorischen Druckes.
4. Verstärkte Blutdrucksenkung bei Neigungslagerung des Körpers
   mit Kopfhochlagerung (bis 30°).

Die kurzdauernde α-Receptoren-Blockade durch Droperidol gab die
Möglichkeit, den präoperativen Füllungszustand des Kreislauf-
systems zu überprüfen. Eine präoperative Normovolämie ist Voraussetzung für eine bleibende Kreislaufstabilität während der
Neuroleptanaesthesie und der Blutdrucksenkung mittels Nitroprussidnatrium.

Die präoperative Kreislaufuntersuchung bei unserem eigenen Patientengut demonstrierte einen adäquaten präoperativen Volumen-
status.

Unter Berücksichtigung dieser Voraussetzungen wurde die kontrollierte Hypotension durchgeführt. Eine automatische Infusionssteuerung (Decca Typ 460 Automated Infusion Unit) ermöglichte eine
genaue Kontrolle der infundierten Nitroprussidnatriummenge, um
den mittleren Blutdruck auf die gewünschte Höhe (ca. 55 mmHg) und
für den erforderlichen Zeitraum (16 - 154 min) einzustellen.

Ein Dosierungsschema von Nitroprussidnatrium zur kontrollierten
Hypotension in Neuroleptanaesthesie ist bisher nicht bekannt.

Die Dosierungsvorschläge in der Literatur entsprechen den spe-
ziellen Indikationen bei unterschiedlichen Patientenkollektiven.
Die Drucksenkung war bei hypertensiven, wachen Patienten die am
häufigsten angewandte Indikation, die sich gegenüber jeder anderen Blutdruckbehandlung als refraktär erwiesen und nur auf
Nitroprussidnatrium ansprachen (VORBURGER, 1967; WILBRANDT et
al., 1970).

Die in Tabelle 16 aufgeführten Dosierungen wurden von den Autoren bei Patienten angewendet, die mit blutdrucksenkenden Mitteln
vorbehandelt waren.

Bei den Dosierungsvorschlägen von Nitroprussidnatrium muß man
bedenken, daß diese Technik sowohl die hypotensive Wirkung von
Nitroprussidnatrium, als auch die reflektorische Zunahme der
Herzfrequenz durch Halothan modifiziert (PAGE et al., 1955;
JONES u. COLE, 1968; TAYLOR et al., 1970; SIEGEL et al., 1971).

Die Wirkung von Nitroprussidnatrium bei unterschiedlichen Indikationen spiegelt sich in den angegebenen Dosierungsvorschlägen
wider.

Tabelle 16. Dosierungsangaben verschiedener Autoren für Nitroprussidnatrium

Autor	Indikatoren	Dosierung
VORBURGER et al. (1967)	Hypertensive Krisen	25 - 50 µg bis maximal 300 µg; im Tropf 50 µg/ml
WILBRANDT et al. (1970)	Hypertensive Krisen	Tropf bis zum Wirkungseintritt 40 mg/100 ml oder 80 mg/100 ml
PAGE et al. (1955)	Kontrollierte Hypotension Experimentelle Hypotension bis 57 Torr bei Hunden	50 bis 100 µg min^{-1} bis zur Hypotension 2 $µg/kg^{-1}min^{-1}$
TAYLOR et al. (1970)	Kontrollierte Hypotension in Halothannarkose (1-2%) für trans-sphenoidale Hypophysektomie	1. Kollektiv 3,1 - 32,5 mg/Std 2. Kollektiv 3 - 160 mg/Std
SIEGEL et al. (1971)	Kontrollierte Hypotension für cerebrale Aneurysmen und arteriovenöse Gefäßmißbildungen in Halothannarkose (1 - 2%)	Tropfinfusion 0,01% Lösung in 5% Dextrose = 100 µg/ml nach Wirkung
JONES u. COLE (1968)	Kontrollierte Hypotension in Halothannarkose	50 mg/500 ml im Dauertropf 5 - 160 Tropfen/min

Die kontrollierte Kontrolle des Mitteldruckes mit automatischer Infusionssteuerung ermöglichte uns eine genaue Dosierung der infundierten Nitroprussidnatriummenge. Die durchschnittliche Mitteldruckhöhe von 57 ± 9 Torr (-31% vom intraoperativen Vergleichswert) entsprach dem angestrebten Sollzustand der kontrollierten Hypotension.

Diese Technik erlaubte es auch, die instabile Übergangsphase zur kontrollierten Hypotension abzukürzen und eine Übersteuerung der Drucksenkung zu vermeiden, so daß irreversible Grenzzustände der Blutdrucksenkung ausgeschlossen werden konnten.

Die Toleranzgrenze wurde bei keinem Patienten überschritten; die volle Reversibilität des Blutdruckes war deshalb in jedem Fall gesichert. Auch die Langzeitadaptation des Kreislaufs bei längerdauernder Hypotension war ausgezeichnet.

Änderungen der Dosierungen waren im allgemeinen nicht erforderlich, weil weder tachyphylaktische noch kumulative Effekte beobachtet wurden. Die Adaptation der Kreislaufparameter an die Blutdruckwerte des künstlichen Gleichgewichtszustandes garantierte eine gleichmäßige Drucksenkung bei einer durchschnittlich gleichbleibenden Zufuhr ohne positive oder negative überschießende Reaktion.

Um diese kontrollierte Blutdrucksenkung zu ermöglichen, erhielten die Patienten durchschnittlich 1,89 + 1,33 µg/kg min. Die durchschnittliche Gesamtdosis betrug 8,57 + 7,25 mg Nitroprussidnatrium insgesamt. Nach Beendigung der Zufuhr von Nitroprussidnatrium erreichte der Blutdruck innerhalb von 1 - 2 min den ursprünglichen Ausgangswert.

Nachdem bei dieser niedrigen Gesamtdosis keine intraoperativen Komplikationen beobachtet wurden, die zu einer akuten cerebralen Anoxie oder einem akuten Kreislaufkollaps geführt hätten, blieben auch postoperative Veränderungen aus, die als Spätfolgen bei Überdosierung von Nitroprussidnatrium gedeutet werden konnten.

Im Kapitel 3.3. sind als toxische Spätfolgen durch Überdosierung von Nitroprussidnatrium ausführlich beschrieben:

1. progrediente irreversible Acidose
2. irreversibles Kreislaufversagen
3. zunehmender Abfall der cerebralen Sauerstoffaufnahme bis zur Anoxie durch Cyanidintoxikation
4. Thiocyanatintoxikation.

Diese toxischen Effekte treten gewöhnlich nach einer Latenzzeit auf und wurden ausschließlich beobachtet nach mehrstündiger Gabe von Nitroprussidnatrium (McDOWALL et al., 1974).

6. Ergebnisse und Diskussion der Untersuchungen über Veränderungen des Kreislaufs in Neuroleptanaesthesie und kontrollierte Hypotension mit Nitroprussidnatrium

Die Untersuchungen wurden nach den folgenden Gesichtspunkten interpretiert:

1. Einfluß der Neuroleptanaesthesie und der kontrollierten Hypotension auf den Kreislauf der Patienten.
2. Einfluß der Neuroleptanaesthesie und der kontrollierten Hypotension auf die Atmungsfunktion, die Sauerstoffaufnahme und den Sauerstoffverbrauch.

Anhand der hämodynamischen Parameter sowie der simultanen Meßwerte für untersuchte Blutgase, des Sauerstoffgehaltes und Atemvolumens konnte durch die Verknüpfung dieser atemphysiologischen und kreislaufphysiologischen Parametergröße die Ursache der Veränderungen in Neuroleptanaesthesie und kontrollierten Hypotension aufgezeigt werden. Die Ergebnisse wurden mit einem Prozeßrechner ausgewertet.

Damit konnten Hinweise für eine adäquate Führung dieser Patienten in der kontrollierten Hypotension erarbeitet werden.

6.1. Ergebnisse der Kreislaufuntersuchungen

6.1.1. Veränderungen des Kreislaufs durch die Neuroleptanaesthesie

Nach Einleitung der Neuroleptanaesthesie ergaben sich bei insgesamt 45 untersuchten Patienten in Neuroleptanaesthesie im Vergleich zum Ausgangswert vor Narkosebeginn die folgenden prozentualen Veränderungen der Kreislaufparametergrößen:

Herzfrequenz	Mitteldruck	Herzindex	Schlagindex	Totaler peripherer Widerstand	Linke Herzarbeit
- 22%	- 4,2%	- 21%	- 2,8%	+ 44%	- 27%

Diese Kreislaufveränderungen wurden für die o. g. 45 Patienten beobachtet - in Neuroleptanaesthesie bei kontrollierter Beatmung mit Lachgas-Sauerstoff im Verhältnis 1 : 1 (FiO_2 = O,5) - und zwar im Vergleich zu entsprechenden Werten präoperativer Untersuchungen bei mit Thalamonal prämedizierten Patienten.

Die Mittelwerte der kreislaufanalytischen Untersuchungen zeigen
eine außerordentliche Kreislaufstabilität an; der Mittelwert
blieb auch nach Einleitung der Neuroleptanaesthesie konstant.

Trotz Gaben von durchschnittlich 369 µg Droperidol vor Einleitung der Narkose, nahm in der Neuroleptanaesthesie der totale
periphere Widerstand um 44% zu.

Die Wirkung von Droperidol als α-Blocker mit arterieller Blutdrucksenkung ist von verhältnismäßig kurzer Dauer (YELNOWSKY u.
GARDOCKI, 1964).

Nach den Untersuchungen von WHITWAM und RUSSELL (1971) hält diese Wirkung nicht länger als 1,5 bis maximal 8 min an (bei einer
Dosis von 150 µg/kg DHB (Hund)).

Die wesentliche, statistisch signifikante Veränderung ist die
Verringerung der Pulsfrequenz um 22%. Diese Wirkung setzte nach
der Einleitungsdosis von 8,33 $\pm$ 4,0 µ/kg Fentanyl ein und zeigte
einen relativ konstanten Durchschnittswert bei einer Fentanyl-
erhaltungsdosis von 5,0 $\pm$ 2,54 $\mu \cdot kg^{-1} \cdot h^{-1}$ (Tabelle 12).

Eine Nachinjektion von Dehydrobenzperidol (DHB) wurde nicht vor-
genommen, so daß die Verminderung der Herzfrequenz (HF) und die
Veränderung des totalen peripheren Widerstandes (TPW) durch weitere DHB-Gaben nicht modifiziert wurde. Der Ausgangswert des totalen peripheren Widerstandes von 1321 $\pm$ 578 dyn sec cm^{-5} in
der präoperativen Kontrolluntersuchung entspricht dem Normalwert
des totalen peripheren Widerstandes von 1340 dyn sec cm^{-5} (ETSTEN
u. LI, 1955). Die Zunahme des peripheren Widerstandes konnte
durch eine direkte oder indirekte Wirkung auf die Gefäße zustan-
dekommen (s. Tabelle 18).

So ist eine Vasoconstriction mit Abnahme des wirksamen Gefäß-
querschnittes vorstellbar. Auffällig bei dieser Untersuchung
war, daß trotz Verringerung des Herzindex um 21% der Mitteldruck
fast unverändert blieb (Abfall von 88 $\pm$ 12 Torr auf 85 $\pm$ 16 Torr).

Die Verminderung des Herzindex (HI) bei Blutdruckstabilität ist
vorwiegend auf die Bradykardie, durch die Dämpfung des Sinusknotens mit Verzögerung der AV-Überleitung nach Fentanylgabe, zurückzuführen. Der Schlagindex bleibt bei der beobachteten Bradykardie praktisch unverändert (-28%). Parallel zum Abfall der
Herzfrequenz um -22% verringert sich der Herzindex um -21%
(s. Tabellen

Bei dem konstanten Mitteldruck in Neuroleptanaesthesie ist die
Reduktion der linken Herzarbeit um -27% direkt proportional zum
Abfall des Herzindex um 21%.

Weitere Einflüsse, die den Herzindex in Narkose verändern können,
wurden in der nachfolgenden Literaturübersicht zusammengestellt.

Tabelle 17. Mittelwerte und Standardabweichungen der Ergebnisse von kreislaufanalytischen Untersuchungen nach Gabe von Dehydrobenzperidol bei mit Thalamonal prämedizierten Patienten und während der Neuroleptanaesthesie

Erklärungen	Pulsfrequenz	Mittel-druck	Herzindex	Schlagindex	Totaler peripherer Widerstand	Linke Herz-arbeit	Linke Schlagvolumen-arbeit
präop. nach DHB	92 $\pm$ 25 n = 20	88 $\pm$ 12 n = 20	3,45$\pm$1,12 n = 20	39,3 $\pm$ 15 n = 20	1321 $\pm$ 578 n = 20	4,04 $\pm$ 1,17 n = 20	45,4 $\pm$ 13 n = 20
intraop. NLA	68 $\pm$ 19 n = 20	85 $\pm$ 16 n = 20	2,46$\pm$0,68 n = 20	37,8 $\pm$ 12 n = 20	1745 $\pm$ 678 n = 20	2,96 $\pm$ 1,2 n = 20	45,8 $\pm$ 21 n = 20
Prozentab-weichung präop., intraop.	-22 $\pm$ 15%	-4,2 $\pm$ 21,1%	-21 $\pm$ 27%	2,8 $\pm$ 3,4%	44 $\pm$ 62%	-27 $\pm$ 3,1%	-2,9 $\pm$ 3,3%
Signifikanz präop., intraop.	P<0,01	P>0,05	P>0,05	P>0,05	P>0,05	0,02<P<0,05	P>0,05

*6.1.2. Literaturübersicht über Kreislaufveränderungen in der
Neuroleptanaesthesie und die Diskussion eigener Befunde*

Neben den Kreislaufwirkungen der Neuroleptanaesthesie können bei
neurochirurgischen Operationen die folgenden Einflüsse den Herzindex vermindern:

1. Hämodynamische Rückwirkung durch die kontrollierte Beatmung.
2. Neigungslagerung (Rücken-, Seiten- und Bauchseitenlage).

Bei dieser Übersicht werden die möglichen Komplikationen durch
Blutverluste oder Arrhythmien sowie die cerebrale Stimulation
kreislaufwirksamer Zentren bei neurochirurgischen Eingriffen
nicht miteinbezogen.

Ein großer Teil der Herzzeitvolumenminderung in Narkose ist nach
SCHORER und GÖRING (1967) auf Veränderungen der Beatmung und auf
die Stoffwechselsenkung zurückzuführen. Die kontrollierte Ventilation führt nach der Beobachtung vieler Autoren zu einem Abfall
des Herzzeitvolumens (MALONEY et al., 1953; AOYAGI et al., 1955;
CATHCART et al., 1958; OPIE et al., 1961; PRYS-ROBERTS et al.,
1967; MORGAN et al., 1967).

Bei narkotisierten Hunden bestimmten AOYAGI und PIIPER (1965)
den Effekt der kontrollierten Ventilation auf das Herzzeitvolumen. Bei Wechseldruckbeatmung fielen das Herzzeitvolumen um -9%
und das Schlagvolumen um -7% ab.

MORGAN et al. (1967) beobachteten bei IPPV-Beatmung einen Abfall
des Herzzeitvolumens um -8%; und MALONEY et al. (1953) berichteten über eine Verringerung von 12%.

Ergänzend berichtete PRYS-ROBERTS et al. (1968), daß die kontrollierte Beatmung bei kreislaufgesunden Patienten zu einem geringen Abfall des Herzzeitvolumens führt, solange der Kohlensäurepartialdruck normalgehalten wird.

Bei unseren 45 Patienten wurde ein relativ hoher P_aCO_2 (33 + 5
Torr) gemessen. Daraus folgt, daß die Verminderung des HZV nicht
wesentlich auf eine Hypokapnie zurückgeführt werden kann. Durch
eine ausgeprägte Hypokapnie kann allerdings eine Verminderung
der Förderleistung des Herzens bewirkt werden, wie dies die Untersuchungen von PRYS-ROBERT et al. (1967) aufzeigten, die bei
der Hypokapnie mit einem P_aCO_2 von 23 Torr eine Reduktion des
Herzzeitvolumens um 27% beobachteten.

Wichtiger noch als die Hypokapnie ist die Technik der kontrollierten Beatmung. So ist es entscheidend, ob Wechseldruckbeatmung (IPNV) oder intermittierend positiver Beatmungstyp (IPPV)
angewendet und in welchem Atemzeitverhältnis (Atemzeitquotient)
die Beatmung durchgeführt wird. Denn diese Einflüsse bestimmen,
ob der durchschnittliche kritische intrathorakale Mitteldruck
erreicht wird, der nach den Untersuchungen von CATHCART et al.
(1960) zwischen 6 und 10 cm H_2O liegt. Alle Autoren stimmen
überein, daß sich das Herzzeitvolumen erst nach Überschreitung
des kritischen intrathorakalen Druckes erheblich verringert.

Bei unserem Patientenkollektiv lag ein Atemzeitquotient von
1 : 1,5 vor, bei einem intermittierenden positiven Beatmungstyp (IPPV), der eine Beatmung unterhalb des kritischen Grenz-
wertes garantierte.

Eine Vasoconstriction, verbunden mit Abnahme des wirksamen Ge-
fäßquerschnittes, könnte man erwarten, wenn man die Untersuchungsergebnisse von JÄÄTTELA et al. (1971) in die Erörterung
einbezieht. Sie beobachteten nämlich bei ihren Untersuchungen
der Patienten in Neuroleptanaesthesie eine erhöhte Katecholamin-
ausscheidung im Urin. Unterstützt wird diese Beobachtung durch
die Mitteilung von GIESECKE et al. (1964), die bei 12 normalen
Patienten in NLA eine signifikante Zunahme der Adrenalinaus-
schüttung (+ 225%) über den präoperativen Kontrollwert hinaus
beoachteten.

Dies konnte auch erklären, warum bei etwa 5% der Patienten
(HUSE et al., 1974; HAMER et al., 1975) trotz ausreichender
Dosierung während der Neuroleptanaesthesie intra- und post-
operativ hypertone Reaktionen auftreten können, deren Ursachen
bisher nicht eindeutig zu klären sind.

Möglicherweise spielt ein Katecholaminexzeß dabei mit; durch
Nachinjektion von DHB und Fentanyl sind die hypertonen Reaktionen nicht zu unterbrechen (HUSE et al., 1974). Die häufige Herz-
frequenzminderung in Neuroleptanaesthesie zeigt die bradykarde
Wirkung des Fentanyls. Durch Droperidol werden die Kreislauf-
instabilität (Arrhythmien) und die Resistenz gegen blutdrucksenkende Maßnahmen wesentlich reduziert, obwohl seine α-Recep-
toren-blockierende und blutdrucksenkende Wirkung nur 1,8 - 8 min
anhält.

Die gute Verträglichkeit der kontrollierten Hypotension könnte
ihre Ursache haben in den ausgezeichneten Anti-Schock-Effekten
von Droperidol (JANSSEN et al., 1963; BRÜCKNER, 1970). Dies
zeigt sich im einzelnen sowohl in einer erhöhten Ischämietole-
ranz, als auch durch einen "Antisludge-Effekt" der Mikrozirku-
lation (ARONSON et al., 1970).

Die hirndrucksenkende Wirkung von Droperidol bewiesen FITCH et
al. (1969), so daß durch zentrale Druckerhöhung ausgelöste zentrale Bradykardie und Hypertonie (Cushing-Reflex) nach DHB-Gaben
gedämpft werden können. Mit den folgenden Einwirkungen der NLA
auf das kardiovasculäre System ist zu rechnen (Tabelle 18).

Tabelle 18. Zusammenfassung der Einwirkung der NLA (DHB und Fentanyl) auf das kardiovasculäre System

Parametergrößen	Wirkung	Autoren
Kontraktilität des Myokards	⊖	KETTLER et al. (1972) FISCHER (1966) KREUSCHER (1966)
Schlagindex	(=) ↑	HUSE et al. (1974)
Coronardurchblutung	(=)	SONNTAG (1972)
Myokardialer Sauer- stoffverbrauch	↓	KETTLER (1972)
Hypoxietoleranz des Myokards	↑	KETTLER (1972) BRÜCKNER (1972)
Sinusaktivität (Herzfrequenz)	↓	HENSCHEL (1964)
Reizleitung	↓	LONG et al. (1967) YELNOSKY et al. (1964)
Peripherer Gefäß- widerstand	↑	HUSE et al. (1974)
Blutdruck	(=)	KREUSCHER (1965)
Linke Herzarbeit	↓	HUSE et al. (1974) BUHR u. HENSCHEL (1966)
Herzindex	↓	HUSE et al. (1974) ZAUDER (1965) GEMPERLE (1966) SCHAPER et al. (1963)

6.2. Ergebnisse und Diskussion der Untersuchungen des Kreislaufs in Neuroleptanaesthesie und der kontrollierten Hypotension mit Nitroprussidnatrium

6.2.1. Ergebnisse der Kreislaufuntersuchungen in Neurolept-anaesthesie und der kontrollierten Hypotension mit Nitroprussid-natrium

Bei der Darstellung der Ergebnisse der Kreislaufparameterverän-derungen muß man berücksichtigen, daß im Patientengut nur normo-tensive Patienten sind, bei denen in Neuroleptanaesthesie ein Mitteldruck von 93 ± 16 Torr vorlag. Das Durchschnittsalter die-ser Patienten betrug 42 Jahre (Bereich 17 - 65 Jahre).

Die wichtigsten Veränderungen im Vergleich zum präoperativen Ausgangswert sind die Dämpfung des Sinusknotens und die Verzögerung der AV-Überleitung durch die Neuroleptanaesthesie. Hieraus folgte eine Verminderung der Herzfrequenz um -22% und bei konstantem Schlagindex nahm der Herzindex um -21% gegenüber den präoperativen Vergleichswerten ab. Durch direkte und indirekte Wirkungen in der NLA stieg der totale periphere Widerstand um 44% über den Mittelwert für das präoperative Vergleichskollektiv. Der erhöhte totale periphere Widerstand und der unveränderte Blutdruck bei Abfall des Herzzeitvolumens lassen auf vasoconstrictorische Reaktionen bei diesem Patientengut schließen.

Demgegenüber steht die pharmakologische Wirkung von Nitroprussidnatrium, die sich in folgenden Kreislaufwirkungen manifestierte:

1. Kardioacceleration.
2. Hypotensive Wirkung durch Relaxation der glatten Gefäßmuskulatur (prä- und postcapilläre Vasodilatation).
3. Erhaltung der Durchblutungsgröße (Herzindex unverändert bzw. nur mäßig positive oder negative Veränderung).

Dieses pharmakologische Wirkungsprofil entspricht den tierexperimentellen Untersuchungen (PAGE et al., 1955; KYNCL, 1971) ohne cerebrale Eingriffe bei unterschiedlichen Narkosemitteln.

Im Vergleich zu den beschriebenen Kreislaufveränderungen in NLA ergeben sich folgende prozentuale Veränderungen zum intraoperativen Vergleichskollektiv (s. Tabelle 19):

Tabelle 19. Prozentuale Veränderungen der Kreislaufparameter in Neuroleptanaesthesie mit kontrollierter Hypotension nach Gabe von Nitroprussidnatrium, im Vergleich zu intraoperativen Untersuchungen in Neuroleptanaesthesie

Herzfrequenz	Mitteldruck	Herzindex	Schlagindex	Totaler peripherer Widerstand	Linke Herzarbeit	Linke Schlagvolumenarbeit
+ 21,3%	- 31%	- 10%	- 23%	- 25%	- 40%	- 48%

Mit Ausnahme des Herzindex wurden alle übrigen Kreislaufparameter signifikant verändert.

Kardioacceleration. Die Stabilität des Kreislaufs, trotz der prä- und postcapillaren Vasodilatation, dokumentierte sich in der geringfügigen Einbuße des Herzindex (- 10% P > 0,05). Diese Kreislaufsituation folgte aus der gegensinnigen Koppelung der Herzfrequenzzunahme (positiv-chronotrope Reaktion) mit dem Blutdruckabfall (s. Tabelle 21).

Tabelle 20. Mittelwerte und Standardabweichungen der Ergebnisse von kreislaufanalytischen Untersuchungen nach Gabe von Dehydrobenzperidol bei mit Thalamonal prämedizierten Patienten, während der Neuroleptanaesthesie und kontrollierten Hypotension nach Gaben von Nitroprussidnatrium

Bemerkung	Pulsfrequenz	Mitteldruck	Herzindex	Schlagindex	Totaler peripherer Widerstand	Linke Herzarbeit	Linke Schlagvolumenarbeit
	Herzschlag/ min	Torr	$1/min/m^2$	$ml/Schlag/ m^2$	$dyn\ sec\ cm^{-5}$	$mkg/min/m^2$	$gm/Schlag/m^2$
DHB präop.	85 ± 25	$95,9 \pm 14$	$2,79{\pm}0,92$	$34,4 \pm 10$	$1701{\pm}670$	$3,57 \pm 1,23$	$44,9 \pm 15,9$
	n = 20	n = 20	n = 20	n = 20	n = 20	n = 20	n = 20
NLA intraop.	76 ± 15	93 ± 16	$2,68{\pm}0,79$	$35,7 \pm 10$	$1742{\pm}641$	$3,36 \pm 1,13$	$44,5 \pm 12$
	n = 20	n = 20	n = 20	n = 20	n = 20	n = 20	n = 20
Signifikanz präop.,intraop.	P>0,05	P>0,05	P>0,05	P>0,05	P>0,05	P>0,05	P>0,05
kontrollierte Hypotension	90 ± 24	57 ± 9	$2,24{\pm}0,77$	$27{\pm}13$	$1259{\pm}535$	$1,67 \pm 0,49$	$20,3 \pm 9$
	n = 20	n = 20	n = 20	n = 20	n = 20	n = 20	n = 20
%-Abweichung NLA,Kontr.Hypot.	+ 21%	− 31%	− 10%	− 23%	− 25%	− 40%	− 48%
Signifikanz NLA u.kontr.Hypotens.	0,02>P<0,05	P<0,001	P>0,05	0,02<P<0,05	0,02>P<0,05	P<0,001	P<0,001
NLA nach kontr.Hypotens.	74 ± 20	91 ± 10	$2,38{\pm}0,65$	$34,5 \pm 12$	$1845{\pm}641$	$2,95 \pm 0,85$	$41,5 \pm 15$
	n = 20	n = 20	n = 20	n = 20	n = 20	n = 20	n = 20
Signifikanz kontr.Hypotens. und NLA	0,02<P>0,05	P<0,001	P>0,05	P>0,05	0,001>P<0,01 P<0,001		P<0,001

Tabelle 21. Nach Nitroprussidnatriumgabe beobachtete Veränderungen von Mitteldruck und Herzfrequenz

Autor	Indikation	Parameter	
		Herzfrequenz	Blutdruck
BHATIA u. FRÖHLICH (1973)	23 Patienten Hypertension, wach	↑ 18%	von 152 auf 112 ↓ 26%
SCHLANT et al. (1962)	13 normotensive Patienten, wach, 17 hypertensive Patienten, wach	↑ 16,7%	↓ 38,4%
ADAMS et al. (1973)	6 Hunde N_2O, O_2 Halothan	↑ 30%	↓ 30%
WILDSMITH et al. (1973)	5 Patienten, HNO-Operationen N_2O, O_2 Halothan (1 - 2%)	↑ 22%	↓ 58%

Nach den Angaben der in Tabelle 21 genannten Autoren lag die Zunahme der Herzfrequenz zwischen 16% - 30%. Der Pulsfrequenzzuwachs durch NNP in der Neuroleptanaesthesie bei den eigenen Untersuchungen betrug 21%.

Diese Tatsache weist darauf hin, daß im Gegensatz zu Beobachtungen in Halothannarkose (SIEGEL et al., 1971) der Baroreceptorreflex nach Einleitung einer Hypotension nicht unterdrückt wird und die Verzögerung der AV-Überleitung in der Neuroleptanaesthesie durch Nitroprussidnatrium aufgehoben wird.

Nach Einleitung der kontrollierten Hypotension stieg die durchschnittliche Pulsfrequenz auf 90 ± 24/min und somit über den präoperativen Ausgangswert von 85 ± 25/min.

Interessant ist die Beobachtung, daß nach Beendigung der Nitroprussidnatriumzufuhr in Neuroleptanaesthesie die Pulsfrequenz wieder von 90 ± 24/min auf einen Mittelwert von 74 ± 20/min zurückfiel.

Die Gabe von NNP erhöht reflektorisch die Pulsfrequenz, dadurch fällt in der kontrollierten Hypotension der Schlagindex (um 24%) und die Schlagvolumenarbeit des linken Ventrikels wird um 40% vermindert.

Schlagindex und Schlagvolumenarbeit erreichten nach Beendigung der kontrollierten Hypotension wieder den Ausgangswert in der Neuroleptanaesthesie.

Eine schematische Übersicht über die Veränderungen der Kreislaufparameter in Neuroleptanaesthesie und bei zusätzlicher Hypotension durch NNP gibt Tabelle 22.

Tabelle 22. Übersicht: Veränderungen von Herzkreislaufparametern in der NLA allein und bei zusätzlicher NNP-Gabe

Parameter	NLA-Wirkung	NNP-Wirkung
Kontraktilität des Myokards	⊖	⊖
Myokardialer Sauerstoffverbrauch	↓	⊖
Hypoxietoleranz des Myokards	↑	⊖
Sinusknotenaktivität	↓	↑
Reizbildung	↓	⊖
Reizleitung	↓	⊖
Herzfrequenz	Bradykardie	Tachykardie
Coronardurchblutung	⊖	↑
Blutdruck	(=)	↓
Schlagindex	(=)	↓
Herzzeitvolumen	↓	(=)↓
Peripherer Widerstand	(=) ↑	↓
Linke Herzarbeit	(=)	↓
Linke Schlagvolumenarbeit	(=)	↓
Druck und Widerstand im Pulmonalkreislauf	(=)	↓

Parameterveränderungen, abhängig vom Mitteldruck in Neuroleptanaesthesie und Hypotension. Graphische Darstellung der Einzelbefunde siehe Abb. 1 - 8.

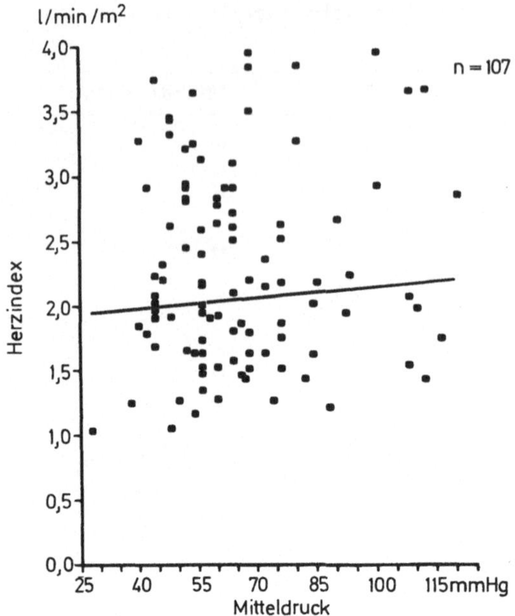

Abb. 1. Beziehung zwischen Mitteldruck und Herzindex. Der statistisch nicht signifikante Abfall des Herzindex in der kontrollierten Hypotension deutet auf zusätzliche Einflußgrößen

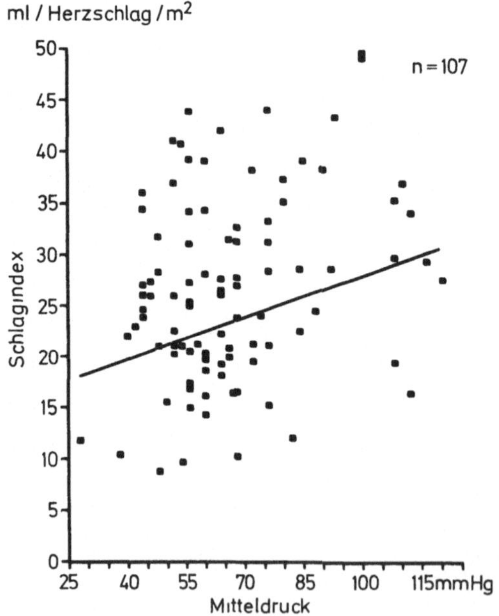

Abb. 2. Beziehung zwischen Mitteldruck und Schlagindex. Relative Zunahme des Schlagindex mit dem Mitteldruck

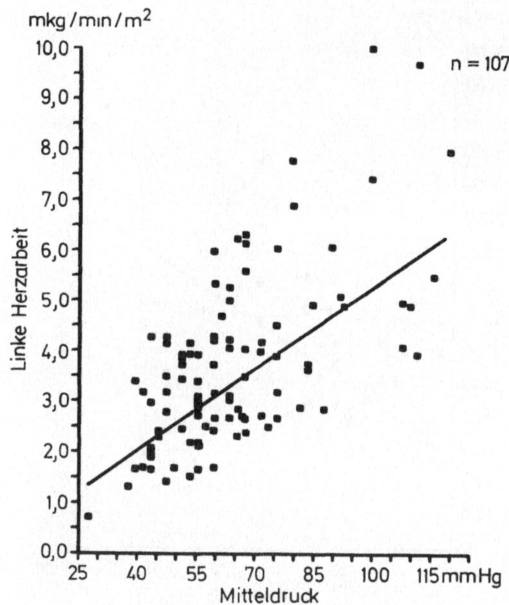

Abb. 3. Beziehung zwischen Mitteldruck und linker Herzarbeit. Abhängig vom Mitteldruck und vom Herzindex vermindert sich die linke Herzarbeit in der kontrollierten Hypotension

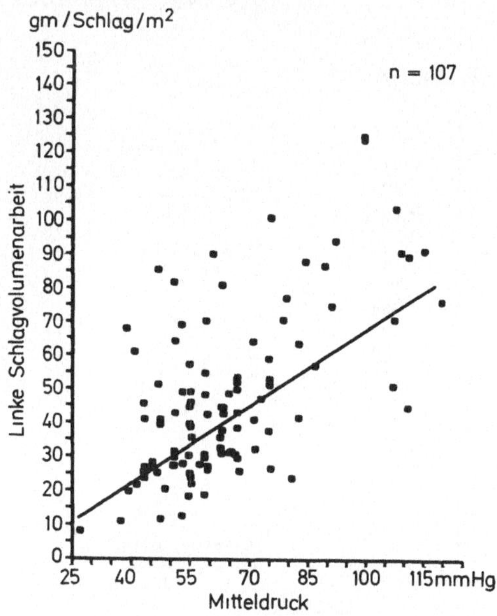

Abb. 4. Beziehung zwischen Mitteldruck und linker Schlagvolumenarbeit. Durch Abfall des Widerstandes und Reduktion des Schlagvolumens fällt die linke Schlagvolumenarbeit in der kontrollierten Hypotension

44

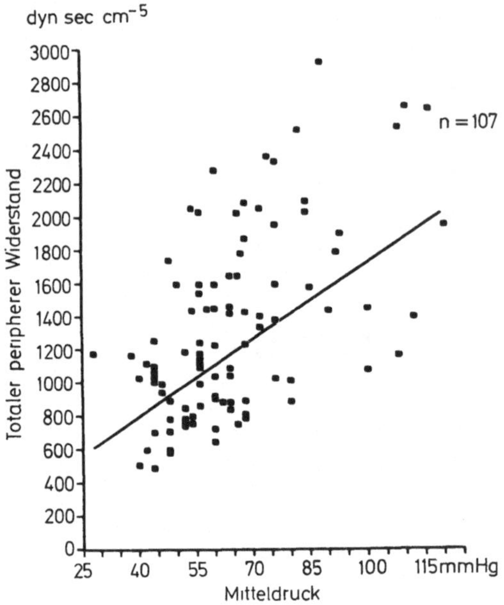

Abb. 5. Beziehung zwischen Mitteldruck und totalem peripheren Widerstand (TPR). Es besteht eine lineare Beziehung zwischen Mitteldruck und totalem peripheren Widerstand. Die direkte spasmolytische Wirkung von Nitroprussidnatrium bewirkt durch periphere Gefäßweitstellung eine Verminderung des totalen periph. Widerst.

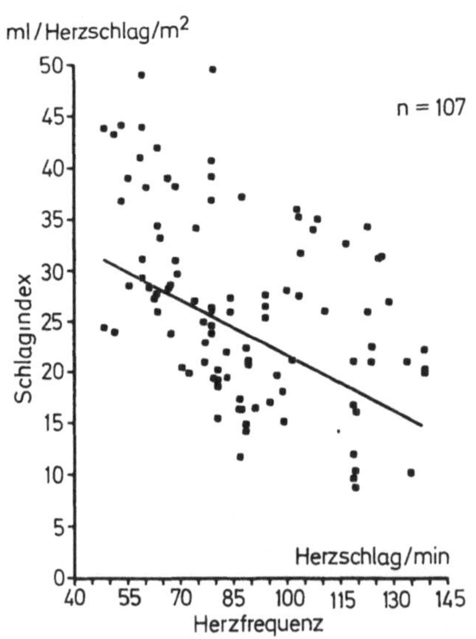

Abb. 6. Beziehung zwischen Herzfrequenz und Schlagindex. Es besteht eine umgekehrte Proportionalität zwischen Herzfrequenz und Schlagindex nach Gaben von Nitroprussidnatrium. Mit Zunahme der Herzfrequenz fällt die Schlagindexgröße

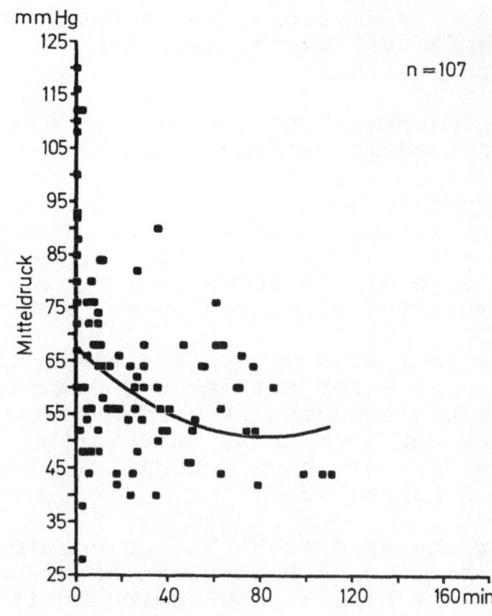

Abb. 7. Abfall des Mitteldruckes (Ausgangswert: NLA) in der kontrollierten Hypotension durch NNP

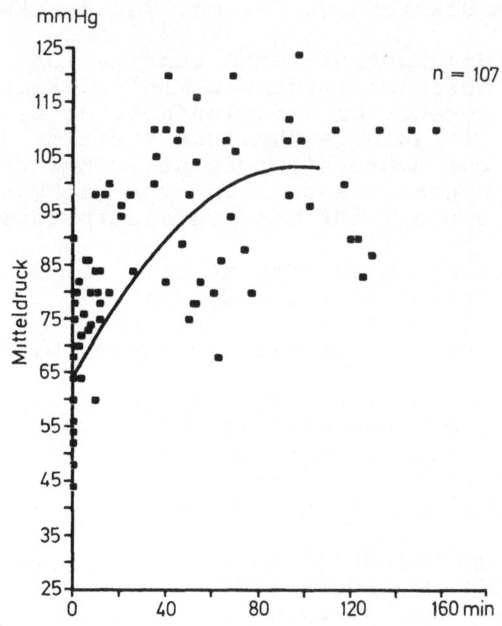

Abb. 8. Veränderungen der pH-Werte im arteriellen Blut, mit der Dauer der kontrollierten Hypotension mit Nitroprussidnatrium

*6.2.2. Diskussion der Kreislaufuntersuchungen in Neurolept-
anaesthesie und kontrollierte Hypotension mit Nitroprussidnatrium (NNP)*

Die Hauptwirkung von NNP ist die direkte Erschlaffung der glatten Gefäßmuskulatur, wodurch der Blutdruck beträchtlich absinkt.

Durch die Gabe von 1,89 $\pm$ 1,33 µg/kg^{-1} NNP konnte eine erhebliche Blutdrucksenkung erreicht werden (Mitteldruckabfall von
93 $\pm$ 16 auf 57 $\pm$ 9 mmHg). Während der kontrollierten Hypotension
blieben die Beziehungen zwischen Dosis und Effekt unverändert;
kumulative Wirkungen wurden somit nicht beobachtet.

Die Patienten benötigten eine Durchschnittsdosis von 8,57 $\pm$ 7,25
mg, bei einer mittleren Senkungsdauer von 65 $\pm$ 35 min. Bei dieser Dosierungsstufe wurden keine toxischen Reaktionen beobachtet.
Dies war auch nicht zu erwarten, da die toxische Dosierung für
den Menschen nach McDOWALL (1974) bei 200 mg/Std 75 kg wesentlich höher liegt.

Der therapeutische Nutzen dokumentierte sich in einer durchschnittlichen Blutdrucksenkung um -31% vom intraoperativen Vergleichskollektiv auf durchschnittlich 57 $\pm$ 9 Torr, was eine
günstige Voraussetzung für den Operationsverlauf bei gefäßreichen Tumoren ist.

Bei der Interpretation der gemessenen bzw. abgeleiteten Kreislaufveränderungen durch die Interaktion verwendeter Pharmaka
(Droperidol, Fentanyl, Nitroprussidnatrium) darf man nicht un-
berücksichtigt lassen, daß den Kreislauf beeinflussen:

- die kontrollierte Ventilation
- durch chirurgische Manipulation ausgelöste Stimulation intracerebraler kreislaufaktiver Zentren
- die außergewöhnliche Position (Seitenlage, Bauchseitenlage)
  bei neurochirurgischen Eingriffen
- hypotone Auswirkung von Nitroprussidnatriumlösungen (NNP-Lö-
  sungen) auf die Kreislaufparameter.

Bei einem Blutdruckabfall um -31% auf 57 $\pm$ 9 Torr sank der Herzindex um -10% von 2,69 $\pm$ 0,79 1 min^{-1}m^{-2} auf 2,24 $\pm$ 0,7 1 min^{-1}
m^{-2}. Aus der Relation dieser Meßgrößen folgte ein um -25% ver-
minderter totaler peripherer Widerstand.

Diese Wirkung von NNP konnte auch bei Messung der Coronar-,
Nieren- und der peripheren Durchblutung bestätigt werden. Die
coronare Durchblutung stieg wegen der gefäßerweiternden Wirkung
von NNP um ca. 73% über den Kontrollwert, solange der systolische Blutdruck über 40 Torr blieb (TOUNTAS et al., 1965).

Eine Herabsetzung des renalen Gefäßwiderstandes beobachteten
BASTRON und KALOYANIDES (1972). Trotz Verringerung des renalen
Perfusionsdruckes auf 85 Torr vermehrte sich die Nierendurch-
blutung um 10%.

Der totale periphere Widerstand bei Hunden wurde um 26 bis 74%
herabgesetzt (BASTRON u. KALOYANIDES, 1972; ADAMS et al., 1973).
Bei wachen internistischen Patienten schwanken entsprechende

Angaben zwischen -15 bis -18% (SCHLANT et al., 1962; BHATIA u.
FRÖHLICH, 1973).

Unsere Messungen des totalen peripheren Widerstandes zeigen, daß
die gelegentlich auftretende Zunahme während der Neuroleptanaesthesie (HUSE et al., 1974) durch Nitroprussidnatrium regelmäßig
aufgehoben wird.

Die Ursachen wurden bisher nicht eindeutig geklärt, auch durch
weitere Nachinjektionen von DHB und Fentanyl konnten die hypertonen Reaktionen nicht unterbrochen werden, während durch NNP
diese Reaktionen zuverlässig und schnell kontrolliert werden
können. Trotzdem ist zu berücksichtigen, daß der totale periphere Widerstand nach Einleitung der Neuroleptanaesthesie um
44% anstieg und die Reduktion von 25% in der kontrollierten
Hypotension nicht den tiefen Abfall um 49% zeigte, wie dies
WILDSMITH et al. (1973) in Halothannarkose beobachten konnten.

Bei der Verminderung des totalen peripheren Widerstandes von
25% und des Mitteldruckes um 30% zeigte sich bei der nur geringfügigen Senkung der Perfusionsgröße (Herzindex -10%) eine
Reduktion der linken Herzarbeit um 48%. Diese Reduktion der
Widerstandsarbeit des Herzens, bei gleichzeitig verbesserter
Coronardurchblutung, scheint darauf hinzuweisen, daß sich kreis-
laufdynamisch ein günstiges Gleichgewicht der Kreislaufparameter nach NNP-Gabe eingestellt hatte (zumal die kritische Grenze
der Coronarperfusion (TOUNTAS et al., 1965) von 40 Torr nicht
erreicht wurde).

*6.2.3. Literaturübersicht der Kreislaufwirkungen von Nitro-
prussidnatrium*

Die Wirkungsmechanismen, die nach Gaben von Nitroprussidnatrium
zur kontrollierten Hypotension führen, werden in der Literatur
uneinheitlich angegeben.

Für BHATIA und FRÖHLICH (1973) ist eine prä- und postcapillare
Vasodilatation durch Relaxation der glatten Gefäßmuskulatur der
Arteriolen verantwortlich. Dies führt zu einer Herabsetzung des
totalen peripheren Widerstandes. Hinzu tritt nach der Vorstel-
lung der Autoren eine sekundäre Venodilatation, die zu einem
"pooling" mit Herabsetzung des venösen Rückstroms führt. Die
Abnahme des Herzzeitvolumens in der kontrollierten Hypotension
bewirkt eine reflektorische Zunahme der Pulsfrequenz. Die von
den Autoren beschriebene Herabsetzung des Herzminutenvolumens
soll nicht durch direkte Wirkung des Nitroprussidnatriums auf
den Herzmuskel oder das Reizleitungssystem zu erklären sein,
sondern durch die Abnahme der enddiastolischen Füllung des
Herzens.

JONES und COLE (1968) postulierten als Ursache der kontrollierten Hypotension die Reduktion des peripheren Widerstandes. Eine
direkte Wirkung auf das Reizleitungssystem des Herzens halten
die genannten Autoren für ausgeschlossen.

PAGE et al. (1955) konnten im Tierexperiment eine verstärkte
Wirkung von Nitroprussidnatrium nach Prämedikation mit blutdrucksenkenden Präparaten von unterschiedlichen Wirkungsmechanismen (Verapamil Veriloid 0,08 mg/kg, Hydralazine (Apresolin)
2 - 3 mg/kg, Hexamethonium 3 mg/kg, Tetraethylammonium 10 - 15
mg/kg) beobachten.

Um andererseits das Fehlen der zentralen Steuerung in der kontrollierten Hypotension mit Nitroprussidnatrium zu beweisen,
wurden die Versuchtiere unter verschiedenen experimentellen
Bedingungen von PAGE (1955) getestet. Es wurden bei den Versuchstieren die folgenden Voroperationen ausgeführt:

1. Dorsale Nervenausschaltung von C_8 bis zur Cauda equina
2. Ganglienektomie von T_1 bis T_8
3. Denervation des Herzens
4. Ablatio des Carotissinus.

Die kontrollierte Hypotension zeigte bei diesen Versuchstieren
den gleichen Verlauf wie bei den Kontrolltieren. Auch die adre-
nergische Blockade mit Dibenamine (20 mg/kg) konnte die Nitro-
prussidnatriumwirkung auf das periphere Gefäßsystem nicht unter-
drücken.

Eine verstärkte Depressorwirkung auf das Gefäßsystem wurde aber
nach einer kompletten Hemispherektomie und mit einer totalen
Sympathektomie beobachtet.

WILBRANDT et al. (1970) weisen in ihren Untersuchungen beim
Menschen besonders darauf hin, daß durch die kontinuierliche
Infusion mit Nitroprussidnatrium der Blutdruck auf jede belie-
bige Höhe gesenkt werden kann. Die Abklingzeit der Wirkung ist
außerordentlich kurz (1 - 2 min), ein kumulativer Effekt fehlt
deshalb.

ADAMS et al. (1973) sah bei einer Infusionsrate von 5 $\mu g/kg^{-1}$
min^{-1} Nitroprussidnatrium eine Reduktion des Mitteldruckes um
30%, bei gleichbleibendem Herzminutenvolumen der Patienten.
Auffällig war dabei die Zunahme der Pulsfrequenz um 30%. BASTRON
und KALOYANIDES (1972) beobachteten bei ihren Versuchstieren
(Hunde) bei einer mittleren Infusionsrate von 87 $\pm$ 13 $\mu g/min$
einen Abfall des arteriellen Druckes von 134 $\pm$ 5 mmHg auf
69 mmHg.

Durch die kompensatorische Tachykardie fiel das Herzzeitvolumen
nicht unter den präoperativen Kontrollwert. JONES und COLE (1968)
berichteten über 12 Patienten in Halothannarkose. Bei Abfall
des Blutdruckes durch Nitroprussidnatrium auf 60 mmHg, beobachtete der Autor einen Anstieg der Pulsfrequenz um 18%. SCHLANT
et al. (1962) untersuchten zwei Kollektive von jeweils 13 Normo-
tonikern und 17 Hypertonikern. In der normotensiven Kontroll-
gruppe beobachteten die Autoren einen Abfall des Mitteldruckes
um 37% bei einer Zunahme der Pulsfrequenz um 5,5%, gleichzeitig
fiel der Herzindex um 11,8%, bei einem Druckabfall von 39,4%
und einer Frequenzzunahme von 25%.

Eine der Ursachen für die gute Verträglichkeit der kontrollierten Hypotension mit Nitroprussidnatrium ergab die wichtige Untersuchung von TOUNTAS et al. (1965).

Die Autoren zeigten die günstige Wirkung von Nitroprussidnatrium auf die Herzkranzgefäße. Die Untersuchung wurde an Hunden durchgeführt, die an eine De Bakey-Pumpe und an einen Oxygenator angeschlossen waren.

Die Perfusion der Herzkranzgefäße konnte mit dieser Versuchsanordnung genau bestimmt werden.

Nach Gaben von Nitroprussidnatrium zeigte sich schon vor Beginn der Senkung des arteriellen Druckes eine starke Zunahme des Ausflusses aus dem Sinus-Coronarius.

Bei Kontrolluntersuchungen betrug die Sinus-Coronarius-Durchblutung 11 ml, nach Gaben von Nitroprussidnatrium stieg sie auf 19 ml (+ 73%). Erst bei einem systolischen Druck unter 40 mmHg trat ein Abfall der Coronardurchblutung unter den Kontrollwert auf.

Die maximale Coronardurchblutung wurde erreicht bei einem arteriellen Mitteldruck von 60 mmHg (durchschnittlicher systolischer Druck 80 mmHg).

Bei dem eigenen Patientenkollektiv entsprach der durchschnittliche systolische Blutdruckabfall von 85 Torr auf einen arteriellen Mitteldruck von 52 + 7 Torr den Versuchen von TOUNTAS et al. (1965) und läßt eine gute Coronarperfusion bei dieser Blutdruckhöhe erwarten.

6.2.4. Zusammenfassung der Kreislaufuntersuchungen

Die Ergebnisse unserer Kreislaufuntersuchungen sind in den Tabellen 17 bis 20 zusammengefaßt.

Bei 45 Patienten wurden in Neuroleptanaesthesie die Kreislaufveränderungen untersucht.

Von diesen wurden bei 25 Patienten die Kreislaufveränderungen in der kontrollierten Hypotension mit Nitroprussidnatrium bestimmt.

Droperidol erhielten die Patienten zur Einleitung 369 + 118 µg pro kg, danach 9,0 + 2,8 µg pro kg Fentanyl. Als Erhaltungsdosis wurde 5,06 + 2,54 µg kg^{-1} Std^{-1} injiziert.

Um den Blutdruck auf den gewünschten Wert von 57 + 9 Torr zu senken, erhielten die Patienten 1,89 + 1,33 µg kg^{-1} min^{-1} (Gesamtdosis 8,57 + 7,25 µg). Die Dauer der kontrollierten Hypotension betrug 65 + 36 min.

1. Der arterielle Mitteldruck bei der präoperativen Vergleichsuntersuchung war 95 + 14 Torr. In der Neuroleptanaesthesie blieb dieser Wert mit 93 + 16 Torr unverändert. Nach Gaben

von Nitroprussidnatrium fiel der Mitteldruck auf 57 $\pm$ 9 Torr (- 31%). Nach Beendigung der Nitroprussidnatriumgabe stieg der Mitteldruck auf 91 $\pm$ 10.
2. Die Pulsfrequenz in der Neuroleptanaesthesie hatte einen Durchschnittswert von 76 $\pm$ 15 Schlägen pro Minute. In der kontrollierten Hypotension stieg die Pulsfrequenz um 20% auf 90 $\pm$ 24 Schläge pro Minute.
3. Die präoperative Kontrolluntersuchung des Herzindex ergibt einen Wert von 2,79 $\pm$ 0,92 l min^{-1}·m^{-2}. Nach Einleitung der Neuroleptanaesthesie zeigte sich ein Herzindex von 2,68 $\pm$ 0,79 l min^{-1}·m^{-2}. In der kontrollierten Hypotension wurde nur ein geringer weiterer Abfall des Herzindex im Vergleich zum intraoperativen Wert gefunden (Herzindex in kontrollierter Hypotension 2,24 $\pm$ 0,77 l min^{-1}·m^{-2} (-10%).
4. Der totale periphere Widerstand betrug bei der präoperativen Kontrolluntersuchung 1701 $\pm$ 670 dyn sec cm^{-5}. Nach Einleitung der Neuroleptanaesthesie zeigte der totale periphere Widerstand keinen Unterschied (1742 $\pm$ 641 dyn sec cm^{-5} (P > 0,05)) gegenüber den Kontrollen. In der kontrollierten Hypotension fiel dieser Wert auf 1259 $\pm$ 535 dyn sec cm^{-5} (-25%) ab (P < 0,01).

Die linke Herzarbeit blieb nach Einleitung der Narkose unverändert (präop. 3,57 $\pm$ 1,23 m kg^{-1}min^{-1}·m^{-2} intraop. 3,36 $\pm$ 1,13 m kg^{-1}min^{-1}·m^{-2}). Den niedrigsten Wert erreichte die linke Herzarbeit in der kontrollierten Hypotension mit 1,67 $\pm$ 0,49 m kg^{-1}min^{-1}·m^{-2} (-40%).

In der kontrollierten Hypotension erreichte die linke Schlagvolumenarbeit mit 20,3 $\pm$ 99 gm Herzschlag^{-1} m^{-2} (-49) den niedrigsten Wert im Vergleich mit dem intraoperativen Wert von 44 $\pm$ 12 gm Herzschlag^{-1} m^{-2}.

Trotz der Blutdrucksenkung besteht nicht die Gefahr einer ungenügenden Coronardurchblutung, weil die sehr günstige Wirkung des Nitroprussidnatriums auf die Coronargefäße eine Erhöhung der Coronarperfusion erwarten läßt (bis +70%, solange Mitteldruck 70 mmHg) (TOUNTAS et al., 1965).

Das durch Nitroprussidnatrium verursachte sehr günstige Verhältnis von Herzarbeit zur Coronardurchblutung könnte durch die von KETTLER (1973) beobachtete Senkung des Myokardstoffwechsels in der NLA weiter verbessert werden. Insgesamt konnte durch Nitroprussidnatrium eine optimale Blutdrucksenkung erreicht werden, die gute Operationsbedingungen ergab, ohne die Gefahr einer Hypoxie von lebenswichtigen Organen.

Nach Literaturangaben ist zu erwarten (ZORAB, 1974; STOYKA u. SCHUTZ, 1975), daß bei den erreichten Senkungen des arteriellen Druckes die Gehirndurchblutung gegenüber dem Ausgangswert voll erhalten bleibt.

7. Veränderung der Atmung

7.1. Vorbemerkung

Für den Blutkreislauf während der Neuroleptanaesthesie und die
kontrollierte Hypotension mittels Nitroprussidnatrium sind die
Ergebnisse der eigenen Untersuchungen zwar als Zusammenhänge zwischen Meßgrößen und daraus zu berechnenden Koppelgrößen physiologisch darstellbar und quantifizierbar. Damit sind aber die Ursachen anderer, den Patienten gefährdender Zustände wie Hypoxie
oder Acidose nicht zu klären. Zu diesem Zweck müssen auch die
Änderungen der Atemfunktion und des Stoffwechsels beurteilt und
mit den Kreislaufveränderungen in Beziehung gesetzt werden.

Allein mit Kreislaufuntersuchungen sind die Probleme der Hypoxie
nicht schlüssig zu lösen.

Durch die Verknüpfung von Veränderungen des Kreislaufs, der Atmung und des Stoffwechsels können diese Gefahren erkannt werden
und damit auch Maßnahmen eingeleitet werden, um diesen Gefahren
vorzubeugen bzw. sie zu korrigieren.

7.2. Meßgrößen

In Tabelle 24 sind die verwendeten Meßgrößen zusammengestellt.

Die Werte für das arterielle und zentralvenöse Mischblut wurden
aus simultan entnommenen Proben ermittelt. Die Koppelgrößen ergaben sich unter Heranziehung der Parameter für Kreislauf und
Atmung.

Tabelle 23. Meßgrößen und Koppelgrößen zur Beurteilung der Atmung und des Stoffwechsels

---

a) Meßgrößen

    Sauerstoffpartialdrucke P_aCO_2 : $P_{\bar{v}}O_2$; P_AO_2 Torr

    Sauerstoffsättigung des Hämoglobins S_aO_2; $S_{\bar{v}}O_2$ (Vol.-%)

    Sauerstoffgehalt C_aO_2; $C_{\bar{v}}O_2$ (ml/100 ml)

    Kohlendioxyd-Partialdrucke   (P_aCO_2; $P_{\bar{v}}CO_2$;

                                                $P_{\bar{E}}CO_2$;

                                                P_ACO_2 (Torr)

    Wasserstoffionenkonzentration P_aH; $P_{\bar{v}}H$

    b) Koppelgrößen (errechnet aus Meßgrößen nach den im Anhang angegebenen Formeln)

    Alveolar-arterielle Sauerstoffpartialdruck-
    differenz (PAaDO$_2$)   (Torr)

    Arterio-venöse Sauerstoffgehaltsdifferenz
    (CavDO$_2$)   (ml/100 ml)

    Sauerstoff-Fluß   (ml/m^2·min) STPD

    Arterio-venöses Kurzschlußvolumen (shunt) (Qs)   (Vol.-%)

    Spezifische Ventilation (Spez. $\dot{V}$) $\dfrac{AMV\ ml\,(BTPS)\,min^{-2}}{O_2\ ml\,(STPD)\ min^{-1}}$

Gemessene Parametergrößen des Säure-Basenhaushaltes für arterielles und zentralvenöses Mischblut

    Aktuelles Bicarbonat   mÄq/l

    Standard Bicarbonat   mÄq/l

    Totale CO_2-Konzentration   mM/l Plasma

    Pufferbase   mÄq/l

    Basenabweichung   mÄq/l

7.3. Probleme der Sauerstoffaufnahme in Neuroleptanaesthesie und der kontrollierten Hypotension mit Nitroprussidnatrium

Gelegentlich kann die Sauerstoffaufnahme durch eine Atembehinderung gestört werden, die ausgelöst wird bei:

1. zentraler Depression der pontinen Zentren für die Atmung
2. Thoraxstarre, ausgelöst durch Muskelrigidität
3. Bronchoconstriction, besonders bei Patienten mit Asthma bronchiale und spastischer Emphysembronchitis.

Alle diese in der Literatur berichteten Behinderungen traten nur bei spontan atmenden Patienten auf, bei denen sich nebeneinander schon Hyperkapnie und Hypoxie entwickelt hatten.

Kontrollierte Beatmung, z. B. mit einem Dräger-Spiromat 650, schließt solche Störungen aus. Sie ist ohnehin für mehrstündige neurochirurgische Eingriffe eine notwendige Maßnahme, um Hyperventilation und ausreichendes Sauerstoffangebot ($N_2O:O_2$ = 1 : 1) sicherzustellen.

Die bisher angegebenen Techniken und Anwendungen schließen nicht aus, daß sich das Verhältnis zwischen Ventilation und pulmonaler Perfusion verschiebt und dadurch die Sauerstoffaufnahme absinkt.

Solche Verschiebungen und Drosselungen liegen während der NLA und der kontrollierten Hypotension vor, wenn die folgenden Veränderungen eintreten:

- Veränderungen des intrapulmonalen Shuntvolumens
- Bildung von Mikroatelektasen
- Vermehrung des physiologischen Totraumes mit Zunahme des Verhältnisses vom physiologischen Totraum zum Atemzugvolumen (V_D/V_T)
- Unvollständiger Sauerstoffdiffusionsausgleich in der Lunge.

Der Widerspruch zwischen der relativ geringen Minderung des Herzzeitvolumens (-10%) und dem statistisch signifikanten Abfall des Sauerstoffpartialdruckes (arteriell: von 165 $\pm$ 74 Torr auf 119 $\pm$ 70 Torr P 0,01 und der zentralvenösen Sättigung von 69 $\pm$ 6 Vol.-% auf 61 $\pm$ 10 Vol.-% 0,01<P<0,02) weist auf die Möglichkeit hin, daß noch nicht erfaßte Vorgänge sich in der kontrollierten Hypotension ausgewirkt haben.

Tabelle 24. Mögliche Hypoxie in NLA und kontrollierte Hypotension mit Nitroprussidnatrium

Ursachen und Wirkungen auf Atmung und Blutkreislauf			
Ursache für Hypoxie	Wirkungen als Veränderungen der bei den Untersuchungen erfaßten Parameter		
Normale Lunge Oxygenation ungenügend	Keine Wirkung	Anstieg	Abfall
1. Hypoventilation		P_aCO_2, $P_{\bar{v}}CO_2$, P_ECO_2	AMV, P_aO_2, $P_{\bar{v}}O_2$, S_aO_2, $S_{\bar{v}}O_2$, C_aO_2, $C_{\bar{v}}$
2. Vergrößerte arterio-venöse Kurschlußdurchblutung (Shunt)	P_aCO_2	P_{AaDO_2}	P_aO_2, $P_{\bar{v}}O_2$, S_aO_2, $S_{\bar{v}}O_2$, $\dot{V}O_2$, O_2-Transport
3. Allgemeine Kreislaufinsuffizienz	P_aCO_2, $P_{\bar{v}}CO_2$		ST, $\dot{V}O_2$, P_aO_2, $P_{\bar{v}}O_2$, S_aO_2, $S_{\bar{v}}O_2$, C_aO_2, $C_{\bar{v}}O_2$
4. Histotoxische Hypoxie durch Thiocyanat und Cyanidvergiftung	P_aO_2, $P_{\bar{v}}O_2$, S_aO_2, C_aO_2		$\dot{V}O_2 \cdot m^{-2}$

7.4. Untersuchungsergebnisse

Tabelle 25. Untersuchungsergebnisse der Atmung in Neuroleptanaesthesie

Einfluß-größe	Kontrollierte Beatmung mit N_2O, O_2, NLA, $F_iO_2 = 0,5$		Kontrollierte Be-atmung $F_iO_2 = 0,5$ NLA, NNP		Maßein-heit
AMV	6,8	$\pm$ 1,3	7,6	$\pm$ 1,1	$1 \cdot min^{-1}$
P_AO_2	344	$\pm$ 98	348	$\pm$ 90	Torr
P_aO_2	165	$\pm$ 74	119	$\pm$ 70	Torr
P_AaDO_2	178	$\pm$ 38	242	$\pm$ 43	Torr
$S_{\bar{v}}O_2$	68	$\pm$ 6	61	$\pm$ 10	%
P_aCO_2	33	$\pm$ 5	35	$\pm$ 5	Torr
QS	11	$\pm$ 5	23	$\pm$ 10	%

7.4.1. *Die alveolär-arterielle Sauerstoffpartialdruckdifferenz*

Die alveolär-arterielle Sauerstoff-Partialdruckdifferenz drückt einen Potentialunterschied aus, dessen Größe die Sauerstoffüber-tragung aus dem Alveolarraum in das Pulmonalblut kennzeichnet.

Die Tabelle 25 besagt im einzelnen:
Die kontrollierte Beatmung blieb bei NLA im Übergang zur kon-trollierten Hypotension bei NNP-Anwendung unverändert, was die Werte für das Atemminutenvolumen und auch den arteriellen CO_2-Partialdruck anzeigen.

Eine vermehrte Sauerstoff-Ausschöpfung aus dem Blut zeigte das Absinken der Sättigung des zentralvenösen Mischblutes. Die al-veolär-arterielle Sauerstoffpartialdruckdifferenz wird stati-stisch signifikant durch die kontrollierte Hypotension um +23% vergrößert, und zwar durch Senkung des arteriellen Sauerstoff-partialdruckes.

Die beobachtete Zunahme des P_AaDO_2 bei Verminderung des P_aO_2 kann unterschiedliche Ursachen haben:

1. Zunahme des physiologischen Totraumes mit der Vermehrung der V_D/V_T Ratio (Relation des physiologischen Totraumes zum Atem-zugvolumen) (WATSON, 1962).
2. Zunahme des arterio-venösen Kurzschlußvolumens (intrapulmo-naler Shunt)
   a) durch Zunahme von miliaren Atelektasen in Narkose (BENDIXEN et al., 1963)
   b) regionale Störung zwischen Ventilation und Perfusion (EGLI et al., 1955; NUNN, 1964; PRYS-ROBERTS et al., 1968).
3. Unvollständiger Diffusionsausgleich des Sauerstoffs in der Lunge (STAUB, 1963).

7.4.2. Der intrapulmonale Shunt

Definitorisch wird nach NUNN (1971) zwischen physiologischem, im gesunden Körper gegebenen Shunt und pathologischem Shunt unterschieden.

Der normal unveränderliche physiologische Shunt im kleinen Kreislauf umfaßt als anatomischer Shunt arterio-venöse Kurzschlüsse von Bronchial- und Pleuragefäßen und den extrapulmonalen Shunt mit Kurzschluß durch die Venae cordis minimae Thebesii. Er beträgt etwa 3 - 5% des Herzzeitvolumens.

Der pathologische und mithin veränderliche Shunt (BENDIXEN et al., 1963) besteht aus einem extra- und einem intrapulmonalen Anteil. Entsprechend der Begriffsbestimmung von BENDIXEN et al. (1963) ist der intrapulmonale Shunt (variable shunt) der Teil des Herzzeitvolumens, der an dem Gesamtaustausch nicht teilnimmt.

Die Veränderung des intrapulmonalen (alveolar-capillaren) Shunts spiegelt sich in den Veränderungen des $PAaDO_2$. Es sind drei Komponenten, die die Größe der $PAaDO_2$-Veränderungen bestimmen (PICHOTKA et al., 1971):

  I. unvollständiger, intrapulmonaler Diffusionsausgleich des Sauerstoffs;

  II. nicht mehr überall ausgeglichene Zuordnung von Ventilation und intrapulmonalem Blutstrom, angezeigt als regionale Verschiebung der Verhältnisse von Ventilation und intrapulmonaler Perfusion ("V/P Scatter");

 III. Zunahme des intrapulmonalen direkten arterio-venösen Kurzschlußvolumens (AV-Shunt).

Zu (I) Diffusionsbehinderung. Bei lungengesunden Patienten ist der Sauerstoff-Diffusionsausgleich zwischen Alveolarraum und Capillargefäßen physiologisch normal und bei dem hohen alveolären Sauerstoffpartialdruck (P_AO_2 von 344 $\pm$ 98 Torr, s. Tabelle 25) sicher eingestellt (hierzu STAUB, 1963). Somit kann dieser Einfluß für die eigenen Untersuchungen vernachlässigt werden.

Zu (II) Störung des Ventilations-Perfusionsverhältnisses $\dot{V}/Q$. Das normale Ventilations-Perfusionsverhältnis bei lungengesunden Patienten ist nach NUNN (1971) V/Q = 0,85. Bei regional ungleichmäßiger Verteilung (uneven distribution) schwankt dieser Quotient zwischen 0,6 bis 4,0.

Solch eine Streuung verändert die Funktion der Lunge eines auf dem Operationstisch gelagerten Patienten in Narkose erheblich. Er befindet sich in einer physiologisch ungünstigen Position (Seitenlage, Bauchseitenlage, Bauchlage), der Schwerewirkung auf seine Zirkulation ausgesetzt: in tiefergelegenen Teilen der Lunge ist die Perfusion größer und die Ventilation schlechter ($V/_Q$<0,85), in höhergelegenen Partien kehrt sich dieses Verhältnis um ($V/_Q$ = 0,85 bis 4,0).

Tabelle 26. $PAaDO_2$ (Alveolar-arterielle O_2-Druckdifferenz) und Shuntvolumen (arterio-venöse Kurzschlußvolumen) bei der kontrollierten Beatmung in Narkose

Autor	Fi O_2	$PAaDO_2$	Shunt %	Narkose
HUSE (eigene Untersuchung)	0,5	178 $\pm$ 38	11	NLA
NUNN et al. (1964)	0,25 0,98	51 145	9,3 10,8	Halothan N_2O
BERGMAN (1967)	0,23 - 0,3 0,94 - 0,97	49 196	10,4 11	Halothan N_2O
CAMPBELL et al. (1958)	0,21	19,1	10,8	Halothan N_2O
STARK u. SMITH (1960)	1	252	16,0	Halothan N_2O
SYKES et al. (1963)	0,21	42	9,9	Halothan N_2O

Zu (III) AV-Shunt. Es ist möglich, daß die gefäßerweiternde Wirkung von NNP auch anatomisch potentielle Kurzschlüsse eröffnen kann, so z. B. durch Eröffnung der Sperrarterien zwischen dem Pulmonal- und Bronchialkreislauf der Lunge (von HAYEK, 1960).

Von den arterio-venösen Anastomosen können die Riesencapillaren der Pleura einen Shunt öffnen, der nach von HAYEK (1960) zusammen mit den Sperrarterien bis zu 20% des kleinen Kreislaufs abzweigen kann.

Der arterielle Sauerstoffpartialdruck ist dem arterio-venösen Shunt (dieser als Prozentanteil des kleinen Kreislaufs) umgekehrt proportional. Die Folge ist eine Erniedrigung des P_aO_2.

Nach NUNN (1971) ist aus +1% Shuntzuwachs für P_aO_2 auf -17 Torr Verminderung zu schließen. Bei den verschiedenen Narkoseformen kann sich eine Shuntänderung um bis zu + 15 % einstellen (s. Tabelle 26).

Während der NLA konnten wir eine Shuntzunahme von 11% (HUSE et al., 1974) errechnen.

Bei der Interpretation der Meßwerte für den Sauerstoffgehalt und die Sauerstoffsättigung im arteriellen- und zentralvenösen Mischblut muß die Sauerstoffdissoziationskurve des Hämoglobins in die Überlegung miteinbezogen werden. Durch die S-Form dieser Kurve ist das Dissoziationsgleichgewicht im arteriellen Blut viel weniger mit dem Partialdruck (P_aO_2) veränderlich als im venösen Bereich.

Bei einem P_aO_2 über 70 Torr zeigt die Sauerstoffdissoziationskurve eine progressive Dämpfung bei einem flachen oder gar linearen Verlauf der Gleichgewichtskurve. Dagegen verursachen im

Bereich des zentralvenösen Sauerstoffpartialdruckes von 36 Torr
($P_{\bar{v}}O_2$) geringe Änderungen des $P_{\bar{v}}O_2$ starke Veränderungen des Sauerstoffgehaltes und der Sauerstoffsättigung des Hämoglobins.

Der Anstieg der Shuntgröße nach Einleitung der NLA von 11 + 5%
und bei kontrollierter Hypotension weiter auf 23 + 10% (108%)
(s. Tabelle 25) dokumentierte sich in dem Abfall des P_aO_2 und
in der Verminderung der zentralvenösen Sauerstoffsättigung des
Hämoglobins durch eine verstärkte Sauerstoffausschöpfung.

Dieser Anstieg des intrapulmonalen Shuntvolumens kann als eine
Verteilungsstörung von Ventilation zu Perfusion oder durch die
direkte Eröffnung der arterio-venösen Kurzschlüsse erklärt werden (s. Tabelle 27). Mehrere Ursachen können zur Erklärung der
Zunahme des intrapulmonalen Shunts bei der kontrollierten Hypotension mit Nitroprussidnatrium herangezogen werden:

1. Als Folge der Zunahme des physiologischen Totraumes, bewirkt
   durch die Bronchodilatation durch NNP.
2. Als Ergebnis der Drucksenkung im kleinen Kreislauf durch die
   vasodilatatorische Wirkung von NNP.
3. Als Ergebnis der Eröffnung der arterio-venösen Anastomosen
   durch NNP, bronchopulmonalen Sperrarterien nach von HAYEK
   (1960), Riesencapillaren der Pleura nach NUNN (1971).
4. Als Ergebnis der nicht idealen Zuordnung von Ventilation und
   Perfusion durch regionale Verteilungsstörungen der Lungen-
   perfusion
   a) durch Einfluß der Schwere bei Neigungslagerung in Rücken-
   lage, Seitenlage und Bauchseitenlage der Patienten.
5. Durch den Einfluß der Neuroleptanaesthesie.
6. Durch den Einfluß der kontrollierten Hypotension mit Nitroprussidnatrium.

Somit ist in der NLA und in der kontrollierten Hypotension
durch NNP die Vergrößerung des P_AaDO_2, bei fast unverändert
bleibendem alveolären Partialdruck (PA_{O_2}), in erster Linie mit
Shuntveränderungen und Shunteröffnungen zu erklären (s. Tabelle 26).

7.4.3. Die Bedeutung des physiologischen Totraumes (V_D)

Bei den eigenen Untersuchungen war die Bestimmung des V_D nicht
einbezogen worden. Dennoch sprechen sowohl die Werte der Meß-
und Koppelgrößen wie auch Literaturangaben dafür (ECKENHOFF et
al., 1963; ASKROG et al., 1964), daß der physiologische Totraum
im Zustand der kontrollierten Hypotension vergrößert sein muß.
Wird diese mit NNP eingestellt, gilt eine erhebliche Bronchodilatation als gesichert (s. Tabellen 26 und 27).

Tabelle 27. Ursachen für die Zunahme des physiologischen Totraumes in Anaesthesie und kontrollierter Hypotension bei lungengesunden Patienten

1. Allgemeine Anaesthesie
   (CAMPBELL et al., 1958; BENDIXEN et al., 1963; SYKES et al., 1965;
   BERGMANN, 1967; NUNN, 1971).
2. Beatmung im Überschuß über den Bedarf (Hyperventilation)
   (PICHOTKA et al., 1971).
3. Kontrollierte Beatmung (IPPV, IPNPV)
   (NUNN, 1971).
4. Druckabfall im kleinen Kreislauf
   (GERST et al., 1959; FREEMAN u. NUNN, 1963)
5. Lageänderungen auf dem Operationstisch
   (Seitenlage, Bauchseitenlage, Bauchlage).
6. Applikation von Ganglienblockern zur kontrollierten Hypotension
   (ECKENHOFF et al., 1963; ASKROG et al., 1964).
7. Hypothermie
   (SEVERINGHAUS et al., 1955).
8. Atropin
   (NUNN u. BERGMANN, 1964).

7.4.4. Spezifische Ventilation (bei NLA und kontrollierte Hypotension mit NNP)

Die Atemgröße, die unter den jeweiligen physiologischen Bedingungen erforderlich ist, damit 1 ml Sauerstoff pro min in das Blut des kleinen Kreislaufs übergeht, haben ROSSIER und MEAN (1973) definiert als spezifische Ventilation ($AMV/\dot{V}O_2$) mit den Maßeinheiten: ml min^{-1}(BTPS)/ml·min^{-1}(STPD). Sie heißt hier spezifische Ventilation und ist ein den klinischen Umständen angepaßtes Volumenverhältnis (s. Tabelle 27).

Tabelle 28. Veränderungen der spezifischen Ventilation in NLA und nach Gaben von NNP

Beatmung	Spontan	Kontrolliert mit Dräger-Narkose-Spiromat 650		Maßeinheiten
Inspiratorisches Gemisch	Luft	N_2O/O_2 1:1 $F_iO_2 = 0,5$		
		NLA	kontrollierte Hypotension	
AMV	5 ± 1	$6,8 \pm 1,3$	$7,65 \pm 1,19$	1 min^{-1}
Spezifische Ventilation	28 ± 3	33 ± 12	$49,5 \pm 19$	ml (BTPS) min^{-1} ml (STPD) min^{-1}
P_aO_2	70 ± 5	165 ± 74	119 ± 70	Torr
P_aCO_2	40	34 ± 3	35 ± 5	Torr

Es ist aus der Literatur zu entnehmen, daß die spezifische Ventilation in Narkose erhöht ist. Nach ULMER und REICHEL (1963) bestimmen zwei Einflüsse diese Veränderungen:

1. Hyperventilation des Alveolarraums.
2. Vergrößerung des physiologischen Totraumes.

7.4.5. Sauerstoffaufnahme

Die Energieversorgung des Organismus wird bestimmt von dem Verhältnis zwischen Sauerstoffangebot und Sauerstoffbedarf. Das Sauerstoffangebot ist das Produkt aus dem Sauerstoffgehalt im arteriellen Blut und dem Herzzeitvolumen. Der Sauerstoffverbrauch ist das Produkt aus der arterio-venösen Sauerstoffgehaltsdifferenz ($CavD_{O_2}$) und dem Herzzeitvolumen.

In der Neuroleptanaesthesie wurde ein Sauerstoffverbrauch von 123 ± 44 ml $min^{-1}m^{-2}$ STPD errechnet, während bei der darauffolgenden kontrollierten Hypotension ein Abfall um 23,3% auf $94,6 \pm 35$ ml $min^{-1}m^{-2}$ beobachtet wird.

Auch VERSCHRAEGEN und ROLLY (1969) ermittelten mit anderen Methoden nach Gabe von 0,4 mg Fentanyl nebst 10 ml DHB einen Mittelwert von 124 ml $m^{-1}m^{-2}$.

Verschiedene Autoren (GEMPERLE, 1964; HENSCHEL u. SCHMITZ, 1966) kommen übereinstimmend zu dem Schluß, daß sich in der Neuroleptanaesthesie, verglichen mit der Halothannarkose, eine geringere Sauerstoffaufnahme einstellt. Während nach SEVERINGHAUS und CULLEN (1958), THEYE und TUOHY (1965) und KALF und SCHÄFER (1970) beim Menschen in Halothannarkose die Sauerstoffaufnahme sich um 8 bis 18% verminderte, zeigten GEMPERLE (1964) im Tierversuch (Hund), daß die Sauerstoffaufnahme nach Einleitung der NLA um 45% herabgesetzt wird. KREUSCHER (1966) kommt nach seinen Untersuchungen (Hund) zu dem Ergebnis, daß die Sauerstoffaufnahme des Gehirns nach Einleitung der NLA um 50% herabgesetzt wird.

Somit senkt Fentanyl den Sauerstoffbedarf der Peripherie und des Zentralnervensystems. Die Ursache dürfte in einer reversiblen Herabsetzung des Gewebstoffwechsels liegen.

Die Ursachen für die zusätzliche Senkung der totalen Sauerstoffaufnahme sind bereits im vorangegangenen Kapitel (7.3.) diskutiert worden. Die theoretisch mögliche Hemmung der Atemfunktion durch das metabolisch entstandene Cyanid dürfte praktisch keine wesentliche Rolle spielen, weil die verwendete Gesamtdosis sehr niedrig liegt und die Sauerstoffaufnahme nach Absetzen des NNP sofort auf den Kontrollwert ansteigt.

Einen zusätzlichen Hinweis für den nicht-reduzierten Sauerstoffbedarf gibt die verstärkte Sauerstoffausschöpfung. Der arterielle Sauerstoffpartialdruck fiel um 27% auf 119 ± 70 Torr (P<0,01), die zentralvenöse Sättigung von 68 ± 6% auf 61 ± 10% (s. Tabelle 25). Die $CavD_{O_2}$ stieg in der kontrollierten Hypotension von $4,9 \pm 1,14$ ml/100 ml auf 5,3 ml/100 ml.

7.4.6. Sauerstofftransport

NUNN und FREEMAN (1964) definieren als Sauerstofftransport die
Gesamtmenge von Sauerstoff, die pro min vom Kreislauf transpor-
tiert wird.

Die Autoren berechneten aus Herzzeitvolumen und Sauerstoffgehalt
im arteriellen Blut einen durchschnittlichen Sauerstofftransport
von 1000 ml/min (HZV: 5 l/min; Ca_{O_2} : 20 ml/100 ml).

Wenn von dieser Gesamtmenge 250 ml unter Grundumsatzbedingungen
verbraucht werden, bedeutet das eine Sauerstoffausschöpfung von
25%. Als Sauerstoffreserve definierten die Autoren den komple-
mentären Resttransport (75%).

Nach den Überlegungen von NUNN et al. (1964) bestimmen vier spezifische Größen die Sauerstofftransportgröße:

1. Herzzeitvolumen
2. Sauerstoffsättigung des Hämoglobins
3. Hämoglobinkonzentration
4. der physikalisch gelöste Sauerstoff.

Nach Einleitung der kontrollierten Hypotension fällt der Sauerstofftransport innerhalb von wenigen Minuten im Mittel um 16%
von 749 $\pm$ 24 auf 640 $\pm$ 20 ml m^{-1}. Als mögliche Ursachen kommen
in Frage:

1. Der Abfall des arteriellen Sauerstoffgehaltes (um 11,3% von
   18,2 $\pm$ 2 ml/100 ml auf 16,4 ml/100 ml).
2. Die Verringerung des Herzzeitvolumens (von 4,99 $\pm$ 1,85 l min^{-1}
   auf 4,31 $\pm$ 1,33 l min^{-1}, -15%).
3. Der geringfügige, möglicherweise aber physiologisch bedeut-
   same Abfall der Sättigung des arteriellen Blutes (95,5 $\pm$ 4%,
   Kontrollwert 97,7 $\pm$ 4%).

Während der Sauerstofftransport um 16% abfällt, vermindert sich
der Sauerstoffverbrauch um 23%.

Der vergrößerte intrapulmonale Shunt bewirkt zusammen mit anderen Faktoren, daß die Sauerstoffaufnahme zurückgeht.

Einen weiteren Hinweis, daß das Gleichgewicht zwischen Sauerstoffangebot und Sauerstoffbedarf neu eingestellt ist, gibt die
Mobilisation des anaeroben Stoffwechsels.

7.4.7. Säure-Basen-Haushalt

Die gemessenen und errechneten Veränderungen im Säure-Basen-
Haushalt sind in den Tabellen 28 und 29 zusammengefaßt. Die
wichtigsten Daten werden im folgenden erläutert.

Trotz der Normalisierung aller Parameter nach Abklingen der
NNP-Wirkung zur kontrollierten Hypotension, wurde bei einem
Teil der Patienten eine erhebliche metabolische Acidose beob-

achtet, die in einigen Fällen durch Gabe von Natriumbicarbonat korrigiert werden mußte.

Der mittlere Abfall des Sauerstoffverbrauchs von 123 $\pm$ 44 ml min^{-1}m^{-2} auf 94 $\pm$ 35 ml min^{-1}m^{-2} bedeutet also für einen Teil der Patienten, daß der Sauerstoffbedarf kurzfristig nicht gedeckt war und zur Deckung des Energiebedarfs die anaerobe Glykolyse aktiviert wurde. In der kontrollierten Hypotension betrug die mittlere Basenabweichung (base excess) -4,6 $\pm$ 3,68 mÄq/l bei einem Kontrollwert von -0,08 $\pm$ 3,17 mÄq/l.

Sie ging einher mit einem signifikanten mittleren Abfall der Puffer-Base von 47 $\pm$ 3 mÄq/l (Kontrolle) auf 41 $\pm$ 3,2 mÄq/l (s. Tabelle 29).

Das Ausmaß der Acidose steigt mit zunehmender Dauer der kontrollierten Hypotension an, wie aus dem zeitlichen Verhalten des Abfalls der pH-Werte im arteriellen Blut zu ersehen ist (s. Abb. 9).

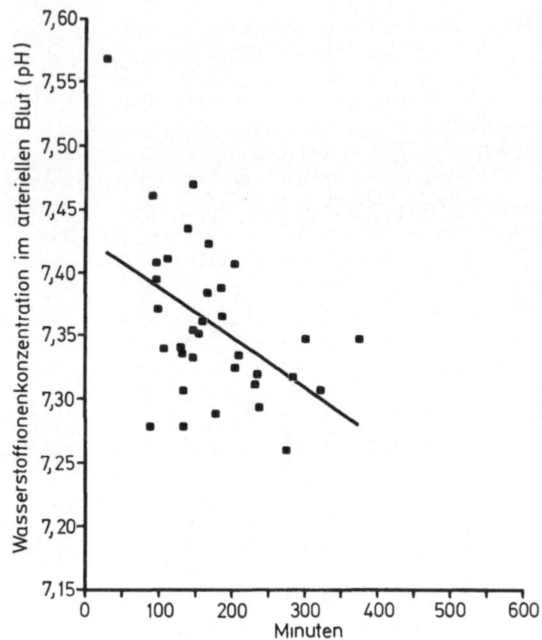

Abb. 9. Veränderungen der pH-Werte im arteriellen Blut, mit der Dauer der kontrollierten Hypotension mit Nitroprussidnatrium

Tabelle 29. Ergebnisse der Blutgasanalyse und Säure-Basen-Haushalt aus dem arteriellen Blut bei Patienten in Neuroleptanaesthesie und bei kontrollierter Hypotension nach Gaben von Nitroprussidnatrium

P_aO_2	P_aCO_2	pH	S_aO_2	Aktuelles Bicarbonat	Totaler CO_2-Gehalt	Basenabweichung	Pufferbase	Standard-Bicarbonat	Erklärungen
Torr	Torr	E	%	mÄq/l	mM/l Plasma	mÄq/l	mÄq/l	mÄq/l	
65,3 +11,1 n=25	33,5 +3,5 n=25	7,43 +0,04 n=25	92,77 +3,8 n=25	21,9 +2,99 n=25	23,0 +3,0 n=25	-0,98 +3,19 n=25	46 +3,16 n=25	21,76 +3,12 n=25	Präoperative Kontrolluntersuchung
165,2 +74,13 n=25	33,17 +5,86 n=25	7,40 +0,06 n=25	97,68 +4,12 n=25	20,1 +2,92 n=25	21,23 +2,98 n=25	-2,94 +3,05 n=25	42,7 +7,4 n=25	19,95 +2,76 n=25	Neuroleptanaesthesie
P<0,01	P>0,05	P>0,05	P<0,01	P>0,05	P>0,05	P<0,01	P<0,01	P<0,01	Signifikanz der Mittelwertdifferenz der präop. Kontrolluntersuchung u. intraop. Untersuchung
119,9 +70,68 n=25	35,1 +5,16 n=25	7,36 +0,06 n=25	95,58 +4,48 n=25	19,37 +3,3 n=25	20,51 +3,33 n=25	-4,61 +3,68 n=25	42,11 +3,8 n=25	19,11 +3,26 n=25	Neuroleptanaesthesie und kontrollierte Hypotension
P<0,01	P>0,05	P<0,01	0,03< P<0,01	P>0,05	P>0,05	0,03< P<0,04	P>0,05	P>0,05	Signifikanz der Mittelwertdifferenz der Untersuchung in NLA und bei kontr. Hypotension
156 +48,8 n=25	33,59 +5,31 n=25	7,40 +0,06 n=25	98,55 +0,97 n=26	20,35 +3,46 n=25	21,46 +3,55 n=25	-2,85 +3,05 n=25	44,11 +4,05 n=25	20,23 +3,46 n=25	Untersuchung nach der kontrollierten Hypotension in NLA
0,01< P<0,02	P>0,05	P<0,01	P<0,01	P>0,05	P>0,05	P>0,05	0,03> P<0,04	P>0,05	Signifikanz der Mittelwertdiff. der kontr. Hypotension u. nach Beendigung d. kontr. Hypotension
89,98 +26,2 n=15	34,72 +4,36 n=15	7,40 +0,06 n=15	95,53 +2,2 n=15	20,74 +4,22 n=15	21,91 +4,34 n=15	-2,66 +4,65 n=15	44,69 +3,45 n=15	20,19 +3,23 n=15	Postop. Untersuchung

Tabelle 30. Ergebnisse der Blutgasanalyse und Säure-Basen-Haushalt aus dem zentralvenösen Blut bei Patienten in Neuroleptanaesthesie und kontrollierter Hypotension nach Gaben von Nitroprussidnatrium

$P_{\bar{v}}O_2$	$P_{\bar{v}}CO_2$	pH	$S_{\bar{v}}O_2$	Aktu-elles Bicar-bonat	Totaler CO_2-Gehalt	Basen-abwei-chung	Puffer-base	Standard-Bicarbonat	Erklärungen
mmHg	mmHg		%	mÄq/l	mM/l Plasma	mÄq/l	mÄq/l	mÄq/l	
36,11 +4,95 n=25	39,1 +4,3 n=25	7,42 +0,04 n=25	69,51 +8,59 n=25	24,58 +2,83 n=25	25,75 +2,89 n=25	-0.08 +3,17 n=25	47,0 +3,0 n=25	23,49 +3,06 n=25	Präoperative Kontrollunter-suchung
36,77 +4,82 n=25	36,75 +6,08 n=25	7,39 +0,06 n=25	68,88 +6,87 n=25	21,54 +3,43 n=25	22,73 +3,52 n=25	-3,0 +3,47 n=25	44,04 +3,51 n=25	20,47 +3,31 n=25	Neuroleptanaesthesie vor Gaben von Nitroprussid-natrium
P>0,05	P>0,05	P<0,01	P>0,05	P>0,05	P<0,01	P<0,01	P<0,01	P<0,01	
34,48 +5,69 n=25	40,75 +5,13 n=25	7,33 +0,05 n=25	61,30 +10,86 n=25	21,13 +3,08 n=25	22,25 +3,13 n=25	-4,82 +3,01 n=25	41,9 +3,05 n=25	19,65 +2,94 n=25	Neuroleptanaesthesie u. kontr. Hypotension mit Nitroprussid-natrium
P>0,05	0,01> P<0,02	P<0,01	0,01< P<0,01	P>0,05	P>0,05	0,02 P>0,05	0,01 P<0,02	P>0,05	Signifikanz d. Mittelwertdiff. vor Senk. u. i. kontr. Hypotens.
36,39 +5,0 n=25	39,17 +5,49 n=25	7,33 +0,06 n=25	64,83 +8,37 n=25	20,39 +2,99 n=25	21,52 +3,04 n=25	-5,27 +3,15 n=25	41,56 +3,18 n=25	18,62 +2,5 n=25	Neuroleptanaesthesie nach kon-trollierter Hypotension
P>0,05	P>0,05	P<0,01	0,02< P>0,05	P>0,05	P>0,05	0,01 P<0,02	0,001 P<0,01	P>0,05	Signifikanz d. Mittelwertdiff. vor Senkung u. i. kontroll. Hypotension nach Senkung

Tabelle 31. Veränderungen der Ventilationsparameter in Neuroleptanaesthesie und kontrollierter Hypotension mit Nitroprussidnatrium:

Atemzugvolumen ml/Atemzug (BTPS) $T_{\overline{V}}$	Atemminuten- volumen AMV/ BTPS	Atemminuten- volumen (BTPS)	Spezifische Ventilation	P_aCO_2	P_aO_2	Erklärung
Atemzug ml	l/min	ml/kg/min	$\dfrac{ml/BTPS}{ml/O_2STPD}$	Torr	Torr	
423 ± 68 n = 25	$6,8 \pm 1,31$ n = 25	$105,9 \pm 20,8$ n = 25	$33,9 \pm 12$ n = 20	$36,7 \pm 6,3$ n = 25	$165,2 \pm 74$ n = 25	NLA
466 ± 62 n = 25	$7,65 \pm 1,19$ n = 25	$98,0 \pm 20$ n = 25	$49,5 \pm 19,8$ n = 20	$35,0 \pm 5,16$ n = 25	$119 \pm 70,68$ n = 25	NLA + NNP

7.5. Zusammenfassung der Untersuchung über die Atmung

Die 45 untersuchten Patienten wurden kontrolliert beatmet mit
einem Lachgas-Sauerstoff-Gemisch im Verhältnis 1 : 1. Das durchschnittliche Atemminutenvolumen betrug in Neuroleptanaesthesie
6,8 $\pm$ 1,31 l/min BTPS und 7,65 $\pm$ 1,19 l/min BTPS in der kontrollierten Hypotension.

Dies entspricht einem Atemminutenvolumen von 105 $\pm$ 20 ml/kg KG
vor der Senkungsphase und von 98 $\pm$ 20 ml/kg KG in der kontrollierten Hypotension. Der arterielle Kohlensäurepartialdruck lag
bei dieser Atemgröße bei 33,5 $\pm$ 3,5 Torr vor der Senkung und
35 $\pm$ 5 Torr in der kontrollierten Hypotension.

1. Präoperative Untersuchung. Die präoperative Untersuchung
zeigte bei Luftatmung einen Mittelwert für P_aO_2 von 65 $\pm$ 11 Torr,
der $P_{\bar{v}}O_2$ hatte einen Wert von 39 $\pm$ 4 Torr, bei einer zentralvenösen Sättigung von 69 $\pm$ 5,5%. Der präoperative arterielle pH-
Wert betrug 7,43 $\pm$ 0,04.

2. Untersuchung in Neuroleptanaesthesie. Entsprechend dem Sauerstoffangebot von 50% bei einer Frischgaszufuhr von 5 l/min betrug der arterielle Sauerstoffpartialdruck 165 $\pm$ 74 Torr. Die
arterielle Sättigung stieg um 92,7 $\pm$ 4,1%. Während der Narkose
zeigte der pH-Wert (arteriell) bei unverändertem P_aCO_2-Wert
einen geringen Abfall auf 7,4 $\pm$ 0,06. Die Basenabweichung fiel
von 0,98 $\pm$ 3,19 auf -2,94 $\pm$ 3,05 mÄq/l. Bei einer zentralvenösen
Sättigung von 68 $\pm$ 8% lag der $P_{\bar{v}}O_2$ bei 39 $\pm$ 4 Torr.

Der Sauerstoffgehalt in der Narkose war 18,2 $\pm$ 2,05 ml/100 ml,
die arterio-venöse Sauerstoffgehaltsdifferenz betrug 4,9 $\pm$ 1,14
ml/100 ml.

Der Sauerstofftransport hatte einen Durchschnittswert von 749 ml/
min. Das arterio-venöse Kurzschlußvolumen betrug durchschnittlich
11 $\pm$ 15%. Die Sauerstoffaufnahme in Neuroleptanaesthesie betrug
123 $\pm$ 44 ml $min^{-1}m^{-2}$ STPD.

3. Veränderungen unter künstlicher Hypotension. In der Hypotension verringerte sich das P_aO_2 von 165 $\pm$ 74 statistisch signifikant (P<0,01) auf 119 $\pm$ 70 Torr (-27%). Dies entsprach einem
Anstieg des arterio-venösen Kurzschlußvolumens von durchschnittlich 11 $\pm$ 5 auf 23 $\pm$ 10%.

Die zentralvenöse Sättigung zeigte einen Abfall von 68 $\pm$ 6% auf
61 $\pm$ 10%. Entsprechend der metabolischen Acidose veränderte
sich der Säure-Basen-Haushalt von -0,08 $\pm$ 3,7 auf -4,61 $\pm$ 3,68
mÄq/l mit einem signifikanten Abfall der Puffer-Base von 47 $\pm$ 3
mÄq/l auf 41 $\pm$ 3,2 mÄq/l.

Die präoperative Vergleichsuntersuchung des Standard-Bicarbonats
zeigte einen Durchschnittswert von 24 $\pm$ 3 mÄq/l, in der kontrollierten Hypotension beobachtete man einen signifikanten Abfall
auf 18,6 $\pm$ 2,5 mÄq/l (-20%). Im Verlauf der künstlichen Blutdrucksenkung fiel der arterielle Sauerstoffgehalt von 18,2 $\pm$ 2 ml/

100 ml Blut auf 16,4 $\pm$ 2 ml/100 ml Blut. Um 14% verringerte
sich der Sauerstofftransport von 749 ml/min auf 644 ml/min.
Der Sauerstoffverbrauch in der Senkungsphase hatte einen Wert
von 94,6 $\pm$ 35 ml min^{-1}m^{-2} (23,3%), bei einem Ausgangswert in
Neuroleptanaesthesie von 123 $\pm$ 44 ml min^{-1}m^{-2}. Insgesamt konnte durch die Untersuchung demonstriert werden, daß trotz erheb-
licher Veränderungen einiger Parameter in der kontrollierten
Hypotension ein kritischer oder irreversibler hypoxischer Grenzwert nicht überschritten wurde und alle Veränderungen der Atemfunktion sich innerhalb kurzer Zeit nach Beendigung der kontrollierten Hypotension normalisierten.

8. KLINISCHE SCHLUSSFOLGERUNGEN

8.1. Indikation zur Neuroleptanaesthesie und der kontrollierten Hypotension mit Nitroprussidnatrium

Unerwarteter Blutverlust und akute Hirnschwellung sind die bedeutsamsten lebensbedrohlichen Komplikationen bei neurochirurgischen Operationen. Besonders gefürchtet sind die Massenblutungen, die bei der Versorgung intracerebraler Gefäßmißbildungen auftreten können.

Bei den Aneurysmen der basalen Hirnarterien ist es das gefahrlosere bzw. risikoärmere Präparieren und die direkte Manipulation am Aneurysma selbst, die durch die Senkung des Perfusionsdruckes erleichtert werden.

Entgegengesetzt zur hirndruckhebenden Wirkung aller volatilen Anaesthetica senkt die Neuroleptanaesthesie den Hirndruck bei raumfordernden intracerebralen Prozessen (JENNETT u. BARKER, 1969; FITCH et al., 1969). Die größere Hypoxietoleranz des Hirngewebes und die Antischockwirkung der Neuroleptanaesthesie (BRÜCKNER, 1970) erleichtern die kontrollierte Hypotension.

Bei der Auswahl des besten Mittels zur kontrollierten Hypotension war dem Nitroprussidnatrium der Vorzug zu geben, und zwar aus den folgenden Gründen:

1. Weder temporäre noch permanente Nachwirkung nach Rückführung zum Normalzustand.
2. Ausreichende therapeutische Breite.
3. Geringe interindividuelle Unterschiede bei den Patienten gegen die blutdrucksenkende Wirkung von NNP.
4. Gute Steuerbarkeit des Blutdruckniveaus (kurze Wirkungsdauer von NNP).
5. Keine Wirkungsakkumulation und keine Tachyphylaxie.
6. Große Kreislaufstabilität bei nur geringem Abfall des Herzzeitvolumens in der kontrollierten Hypotension.
7. Gefäßerweiternde Wirkung von NNP kompensiert die Senkung des Perfusionsdruckes der Coronar- und Nierengefäße.
8. Keine zentrale Wirkung, sondern ausschließlich direkt-spasmolytische Wirkung auf die glatte Muskulatur.
9. Erhaltung der Autoregulation der Hirngefäße.

Trotz dieser günstigen Eigenschaften von NNP, die in ihrer Summe kein anderes blutdrucksenkendes Mittel besitzt, muß in der kontrollierten Hypotension mit NNP ebenfalls die Kreislauf- und Atemfunktion laufend überprüft werden. Nur auf diese Weise lassen

sich größtmögliche Sicherheit für die Patienten und optimale
Operationsvoraussetzungen kombinieren.

Denn durch die kontrollierte Hypotension wird das physiologische Gleichgewicht gestört und ein Teil der kreislaufregelnden
Steuerungen des Organismus außer Kraft gesetzt.

Unsere Patienten (Durchschnittsalter 42 Jahre) erhielten zur
NLA im Mittel 369 µg DHB/kg und 9 µg Fentanyl $min^{-1} \cdot kg^{-1}$.

Durch die Infusion einer mittleren Dosis von 1,85 µg NNP min^{-1}
kg^{-1} konnte der Blutdruck stets auf den angestrebten Sollwert
zwischen 50 - 60 Torr mit der gewünschten Geschwindigkeit gesenkt werden, er war während der kontrollierten Hypotension
keinen instabilen Schwankungen unterworfen.

Die Sauerstoffversorgung des Herzens ist aus den folgenden
Gründen gewährleistet: Schon die NLA reduziert den O_2-Bedarf
des Myokards und erhöht deshalb die Hypoxietoleranz. Durch NNP
wird die Coronarperfusion trotz Blutdrucksenkung verbessert
und gleichzeitig die linke Schlagvolumenarbeit sowie die linke
Herzarbeit um 48% - 40% vermindert.

Alle diese Faktoren verbessern die O_2-Versorgung des Herzens in
der kontrollierten Hypotension.

Eine ausreichende Gesamtperfusion wird durch die kompensatorische Tachykardie (Zunahme der Pulsfrequenz um 21%) gewährleistet, denn im Gegensatz zur Halothan-Narkose wird der Baroreceptorreflex durch die NLA nicht unterdrückt. Durch die gefäßspasmolytische Wirkung von NNP sinkt der periphere Widerstand
um 25%. Parallel dazu fällt der arterielle Mitteldruck um 30%
ab, weil der Herzindex nicht wesentlich vermindert wird.

Durch die gute Steuerbarkeit der durch NNP bewirkten Hypotension
kann ein zu schnelles Absinken des Blutdruckes verhindert werden,
das die Gefahr birgt, daß die zentrale Autoregulation der Hirngefäße versagt, so daß eine zentrale Hypoxie entsteht.

Auch wenn die Messung der Kreislaufparameter eine ausreichende
Gesamtperfusion erwarten läßt, so kann doch die Sauerstoffversorgung der Patienten durch Veränderungen der äußeren und inne-
ren Atmung beeinträchtigt werden.

In der mit NNP kontrollierten Hypotension nimmt die alveolär-
arterielle Sauerstoffpartialdruckdifferenz von 178 $\pm$ 38 auf
242 $\pm$ 43 Torr zu (s. Tabelle 25). Diese Zunahme findet ihre Erklärung durch den Abfall des P_aO_2 von 165 $\pm$ 74 auf 119 $\pm$ 70 Torr,
der nach dem Absetzen von NNP schnell auf den Ausgangswert von
156 $\pm$ 48 Torr zurückkehrt.

Der P_aO_2 fällt um etwa 16 Torr, wenn das intrapulmonale Shuntvolumen um 1% steigt (NUNN, 1971). Danach nahm in unseren Untersuchungen der intrapulmonale Shunt von 11 $\pm$ 5% auf 23 $\pm$ 10% zu.

Entsprechend der Definition von BENDIXEN et al. (1963), nehmen also in der kontrollierten Hypotension durchschnittlich 23% der intrapulmonalen Perfusion nicht am Sauerstoffaustausch teil. Die Ursache dieser reversiblen Veränderungen sind in den nachfolgenden Funktionsänderungen zu suchen:

1. Indirekte Ursachen:
a) Zunahme des physiologischen Totraumes (ECKENHOFF et al., 1963; ASKROG et al., 1964).
b) Ventilations-Perfusions-Gleichgewichtsstörungen durch nicht normal abgestimmtes Verhältnis von Ventilation und intrapulmonaler Perfusion (V/P Scatter) (NUNN, 1971). (Einzelheiten s. S. 55).

2. Direkte Ursachen:
a) Mögliche Zunahme des venösen Kurzschlußvolumens durch die myotrope Wirkung von NNP auf die glatte Gefäßmuskulatur.
b) Eröffnung intrapulmonaler Sperrarterien (von HAYEK, 1960) zwischen dem Pulmonal- und Bronchialgefäßsystem (arteriovenöse Kurzschlüsse).

Bei der intrapulmonalen Shuntzunahme muß berücksichtigt werden, daß auch eine hohe Sauerstoffkonzentration (F_iO_2 = 1) des Frischgasgemisches ein vergrößertes Shuntvolumen über 35 - 40% nicht mehr kompensieren kann (NUNN, 1971).

Das Ausmaß der Shuntzunahme hängt von Alter und Lungenfunktionszustand ab.

BENDIXEN et al. (1963) beobachteten bei älteren Patienten mit Emphysemlunge eine besonders hohe Zunahme des Shuntvolumens in Narkose.

Bei diesen gefährdeten Patienten sollten bei der Überprüfung der Kreislaufparameter die Veränderungen des P_aO_2 in regelmäßigen Zeitabständen miteinbezogen werden, um besonders starke Senkungen des Sauerstoffpartialdruckes rechtzeitig zu erkennen.

8.2. Grenzzustände und Gefahren der kontrollierten Hypotension

Der Blutdruck ist die Führungsgröße bei der kontrollierten Hypotension.

Die therapeutische Methode der Hypotension darf innerhalb der quantitativen ermittelten Grenzen keine permanenten Schäden auslösen.

Aufgrund unserer Erfahrungen sind bei der kontrollierten Hypotension in der Neurochirurgie unbedingt folgende Messungen erforderlich:

Blutdruck, blutig, laufend
Herzzeitvolumen
Blutgasanalyse (simultan: arterielle und zentralvenöse)
P_aO_2, P_aCO_2, pH, $P_{\bar{v}}O_2$, P_vCO_2

sowie Sauerstoffgehalt, simultan arteriell und zentralvenös.

Sie dienen zur Ermittlung der individuellen Toleranz der Patienten für die maximal mögliche Blutdrucksenkung, die an Hand der angegebenen Indikatoren beurteilt werden kann. Die Häufigkeit der intermittierenden Messungen muß sich am Zustand der Patienten orientieren. Gegenmaßnahmen (Erhöhung des Blutdruckes) sollten eingeleitet werden, wenn die folgenden Parameter als Indikatoren einer Gewebshypoxie folgende Grenzwerte erreichen:

Indikatoren
1. Das intrapulmonale Shuntvolumen übersteigt 35 - 40%
   (eigene Untersuchungen: 22%)
2. Der Sauerstoffgehalt im arteriellen Blut sinkt auf weniger
   als 13,8 ml/100 ml (NUNN, 1971)
   (eigene Beobachtungen: Abfall von 18,2 $\pm$ 2 auf 16 $\pm$ 2 ml/
   100 ml.
   (Nach den Untersuchungen von NUNN, 1971, sind 13,8 ml/100 ml
   das Minimum für ausreichende Sauerstoffversorgung des Gehirns).
3. Der P_aO_2 erreicht den unteren Grenzwert von 60 Torr (Minimalwerte von 40 Torr können nur dann toleriert werden, wenn folgende zirkulatorische Kompensationsmechanismen intakt sind:
   Zunahme des Herzzeitvolumens und der cerebralen Zirkulation
   (NUNN, 1971)
   (eigene Untersuchungen: Abfall von 165 Torr auf 119 Torr
   P_aO_2).
4. Die Sauerstoffsättigung des zentralvenösen Blutes fällt
   unter 60%
   (eigene Untersuchungen: Abfall von 68% auf 61%).
5. Die arterio-venöse Sauerstoffgehaltsdifferenz $C_{av}DO_2$ steigt
   über 6 - 8 ml/100 ml
   (eigene Untersuchungen: Anstieg von 4,9 $\pm$ 1,1 in NLA auf
   5,3 $\pm$ 1 nach NNP-Gabe).
6. Der Sauerstofftransport sinkt unter 300 - 400 ml min^{-1}
   (eigene Untersuchungen: Abfall von 749 $\pm$ 241 auf 644 $\pm$ 225
   ml min^{-1}).
7. Die Basenabweichung (base excess) steigt progredient über
   -2 mÄq/l bei gleichsinniger Verminderung der Puffer-Base und
   des Standard-Bicarbonats
   (eigene Untersuchungen: Basenabweichung: von -2,9 $\pm$ 3 auf
   -4,6 $\pm$ 3 mÄq/l; Puffer-Base: von 46 $\pm$ 3 mÄq/l auf 42 $\pm$ 3 mÄq/l.
8. Die Sauerstoffaufnahme fällt unter 100 ml (STPD) $\text{min}^{-1}\ \text{m}^{-2}$
   (eigene Untersuchungen: Abfall von 123 $\pm$ 44 auf 94 $\pm$ 35 ml
   $\text{min}^{-1}\text{m}^{-2}$).

Unter dem Aspekt der Praktikabilität und der Aussagekraft halten wir die Überprüfung der unter Nr. 3, 4, 7 und 8 aufgezählten Indikatoren für unverzichtbar.

Kurzzeitige Grenzüberschreitungen werden im allgemeinen toleriert, durch Verminderung der NNP-Dosis können sie innerhalb 2 - 5 min auf die gewünschten Sollwerte zurückgebracht werden. Lediglich die metabolische Acidose muß durch Gaben von Natriumbicarbonat kompensiert werden.

Zusätzliche Maßnahmen können die Blutdrucksenkung adjuvant erleichtern und dadurch die notwendige Nitroprussidnatriumzufuhr vermindern:
- Neigungslagerung: Neigungswinkel mit 25° etwa 20 cm über dem Herzniveau. Bei einer Höhendifferenz von 2,5 cm zum Herzniveau beträgt die Mitteldruckdifferenz 2 mmHg. Der Blutdruck ist dementsprechend in den Hirnarterien etwa 16 mmHg niedriger als in den Arterien in Herzhöhe.
- Durch Überdruckbeatmung kann die Senkung des Blutdruckes beschleunigt werden.
- Vertiefung der Neuroleptanaesthesie durch Gaben von DBH und Fentanyl, um die Hypoxietoleranz des Hirngewebes zu erhöhen.

Bei der von uns angewandten Dosierung von NNP spielt die Blokkierung der Gewebsatmung durch das intermediar entstandene Cyanid praktisch keine Rolle. Die therapeutische Breite von NNP ist verhältnismäßig groß. Dies geht aus Tierversuchen (s. S. 34) hervor, aus denen für den Menschen eine maximal tolerierbare Dosierung von 150 - 200 mg NNP pro Stunde ermittelt wurde.

Sollte bei höherer Dosierung eine durch Natriumbicarbonat nicht kompensierbare progrediente Acidose auftreten, so muß an die Möglichkeit einer Cyanid-Vergiftung gedacht und eine entsprechende spezifische Therapie eingeleitet werden.

8.3. Die Vorteile von Nitroprussidnatrium in der Neuroleptanaesthesie

Die Vorteile von Nitroprussidnatrium in der Neuroleptanaesthesie liegen in seiner ausgezeichneten Steuerbarkeit und Reversibilität der Wirkungen.

Wichtig ist weiterhin, daß praktisch keine Resistenz gegen die blutdrucksenkende Wirkung von Nitroprussidnatrium besteht und auch bei längerer Gabe keine Tachyphylaxie beobachtet wurde.
Die zur Verfügung stehenden Untersuchungsmethoden gewährleisten eine sichere Durchführung der kontrollierten Hypotension. Denn die intraoperativen Messungen erlaubten, mögliche unerwünschte Kreislaufstörungen oder die Zunahme des intrapulmonalen Shuntvolumens rechtzeitig zu erkennen und die notwendigen Maßnahmen einzuleiten.

Die Beobachtung der Meßgrößen gewährleistet die größtmögliche Sicherheit für die Patienten bei optimalen Operationsbedingungen.

9. ZUSAMMENFASSUNG

Nach einleitender Darstellung der physiologischen Grundlagen
der Hirndurchblutung werden die verschiedenen Methoden zur Narkose und zur kontrollierten Blutdrucksenkung kritisch gegen-
einander abgewogen. Aus dieser Betrachtung wurde gefolgert, daß
die Kombination von Neuroleptanaesthesie und der durch NNP aus-
lösbaren Blutdrucksenkung optimale Bedingungen für neurochirurgische Eingriffe bieten würden. Die praktische Brauchbarkeit
dieser Methode wurde an 25 Patienten, bei denen kontrollierte
Hypotension erforderlich war, mit Hilfe der Messung zahlreicher
Parameter des Kreislaufs und der Atmung untersucht. Als Kontroll-
kollektiv dienten zusätzlich 20 Patienten, bei denen lediglich
eine Neuroleptanaesthesie erforderlich war.

Als Neuroleptanaesthetica verwandten wir Droperidol und Fentanyl. Zur Blutdrucksenkung wurde Nitroprussidnatrium als Dauer-
infusion in einer mittleren Dosierung von 1,89 $\mu g/kg \cdot min^{-1}$ für
65 min verabreicht.

Wurden die durch Nitroprussidnatrium verursachten Änderungen
des Kreislaufs und der Atmung mit den entsprechenden Werten der
nur in Neuroleptanaesthesie befindlichen Patienten verglichen,
so zeigte sich folgendes:

A. Kreislauf

1. Der arterielle Mitteldruck wurde im Mittel von 95 Torr auf
   57 Torr gesenkt.
2. Die Pulsfrequenz stieg von 76/min auf 90/min an.
3. Der Herzindex fiel (nicht signifikant) von 2,68 auf 2,24
   $ml \cdot min^{-1}m^{-2}$ leicht ab.
4. Der totale periphere Widerstand verringerte sich von 1742
   $dyn\ sec\ cm^{-5}$ auf 1259 $dyn\ sec\ cm^{-5}$.
5. Die linke Herzarbeit verminderte sich von 3,36 $m \cdot kg \cdot min^{-1}$
   m^{-2} auf 1,67 $m \cdot kg \cdot min^{-1}m^{-2}$.
6. Die linke Schlagvolumenarbeit wurde von 44,5 auf 20,3 $g \cdot min$
   $Schlag^{-1} \cdot m^{-2}$ herabgesetzt.

B. Atmung

Bei unveränderter kontrollierter Beatmung ($N_2O = 1 : 1$; $F_iO_2 =$
0,5) und einem mittleren Atemminutenvolumen von 105 ml kg^{-1}
min^{-1} in der Neuroleptanaesthesie und von 98 ml kg^{-1} min^{-1} in
der kontrollierten Hypotension wurde folgendes festgestellt:

1. Der Kohlensäurepartialdruck im arteriellen Blut veränderte
   sich nicht (Kontrolle 33,5 nach Nitroprussidnatrium 35,0
   Torr).
2. Der arterielle Sauerstoffpartialdruck fiel von 165 auf 119
   Torr ab.
3. Die Sauerstoffsättigung des zentralvenösen Blutes verminderte sich von 68 auf 61%.
4. Der arterielle Sauerstoffgehalt sank von 18,2 auf 16,4 ml/
   100 ml Blut ab.
5. Die Basenabweichung nahm von 0,08 auf -4,61 mÄq/l zu.
6. Die Pufferbase erniedrigte sich von 47 auf 41 mÄq/l.
7. Der Sauerstofftransport fiel geringfügig von 749 auf 644 ml/
   min ab.
8. Die Sauerstoffaufnahme verringerte sich von 123 ml $min^{-1}m^{-2}$
   auf 94 ml $min^{-1}m^{-2}$.
9. Das arterielle Kurzschlußvolumen (Shunt) stieg von 11 auf
   23%.

Diese Befunde zeigen eindeutig die gute Anwendbarkeit dieser
Methode zur kontrollierten Hypotension für neurochirurgische
Operationen. Trotz der den Operationsbedingungen sehr gut an-
gepaßten Blutdrucksenkung bleibt die Perfusion und die Sauerstoffversorgung der Gewebe gewährleistet. Diese Ziele wurden
durch die gefäßspasmolytische Wirkung von Nitroprussidnatrium
und durch die stoffwechselsenkende Wirkung der Neuroleptanaesthesie erreicht.

Diese Methode sollte jedoch nur beim Vorliegen bestimmter appa-
rativer Voraussetzungen angewendet werden, die eine hinreichen-
de Beurteilung des Kreislaufs und der Atemfunktion ermöglichen.

10. SUMMARY

After an introductory presentation of the physiological basis
of cerebral circulation, the various methods of anesthesia and
controlled hypotension for neurosurgical procedures are compared
with each other.

From this study it was concluded that the combination of neuroleptanesthesia and the controlled hypotension by Sodiumnitroprussid offers optimal conditions for surgery of the brain. The
applicability of this method of controlled hypotension was ex-
amined in 25 patients, after measuring numerous circulatory
and respiratory parameters.

A group of 20 patients under neurolept anesthesia without controlled hypotension served as control. Droperidol and Fentanyl
were used as neuroleptanesthetics. In order to lower the blood
pressure Sodiumnitroprussid was administered as a continuous
infusion with a medium dose of 1,89 mcg/kg per min for max. 65 min.

When the changes in circulation and respiration caused by Sodiumnitroprussid were compared with the respective values of patients
only under neuroleptanesthesia the following results were obtained:

A. Circulation

1. Arterial mean pressure was on an average lowered from 95 mmHg
   to 57 mmHg.
2. Heart rate increased from 76/min to 90/min.
3. Cardiac index dropped slightly (statistically not significant)
   from 2,68 to 2,24 1 $min^{-1}m^{-2}$.
4. Total peripheral resistance decreased from 1742 dyn sec cm^{-5}
   to 1259 dyn sec cm^{-5}.
5. Left ventricular work decreased from 3,35 m kg $min^{-1}m^{-2}$ to
   1,67 m kg $min^{-1}m^{-2}$.
6. Left ventricular stroke work was reduced from 44,5 to 20,3
   g min $beat^{-1}m^{-2}$.

B. Respiration

With controlled respiration (N_2O : O_2 = 1 : 1; F_iO_2 = 0,5) and
a medium respiratory minute volume of 105 ml·$kg^{-1}min^{-1}$ in neuroleptanesthesia and 98 ml $kg^{-1}min^{-1}$ in controlled hypotension
the following results were obtained:

1. The P_aCO_2 in the arterial blood did not change during controlled hypotension (control: 33,5 after Sodiumnitroprusside: 35 mmHg).
2. Arterial partial pressure dropped from 165 to 119 mmHg.
3. Oxygen saturation of the central venous blood decreased from 68 to 61%.
4. Arterial oxygen content decreased from 18,2 to 16,4 ml per 100 ml blood.
5. Base excess increased from -0,08 to -4,61 mÄq/l.
6. Buffer base decreased from 47 to 41 mÄq/l.
7. Oxygen transport dropped slightly from 749 to 644 ml min^{-1}.
8. Oxygen uptake decreased from 123 ml $min^{-1}m^{-2}$ to 94 ml $min^{-1}m^{-2}$.
9. A-V-Shunt rose from 11 to 23%.

These results show clearly the suitability of this method of controlled hypotension for neurosurgery. In spite of the fact that the lowering of blood pressure was well adapted to the surgical conditions, the perfusion and oxygen supply to the tissue remained adequate.

These goals were achieved by the vascular-spasmolytic effect of Sodiumnitroprusside and the lowering of metabolic rate caused by neuroleptanesthesia. However, this method should only be applied when specific equipment is available to enable a sufficient assessment of circulatory and respiratory parameters.

11. ANHANG

11.1. Aufstellung der eingesetzten Geräte

Tabelle 32a. Aufstellung der eingesetzten, im Handel erhältlichen Geräte

Untersuchungsgegenstand	Methode	Handelsübliche Geräte	Bezeichnungen und Dimensionen der Ausgabewerte
Blutgasanalysen aus dem zentralvenösen und arteriellen Blut	pH-Messung, modifizierte Glaselektrode, PCO_2-Messung: Severinghaussche Modifikation der Glaselektrode PO_2: Clarksche Elektrode	1. IL (Instrumentation Laboratory) Modell 127, Meßeinheit Typ 125 2. Radiometer Copenhagen	$P_{\bar{v}}O_2$ P_aO_2 Torr $P_{\bar{v}}CO_2$, P_aCO_2 Torr pH
Sauerstoffgehalt im zentralvenösen und arteriellen Blut	Sauerstoffempfindliche Meßzelle	Lex-O_2-Content Lexington Instruments Corp.	Sauerstoffgehalt ml/100 ml
EEG	4 Ableitungen 1. tronto-temporal links 2. tronto-temporal rechts 3. temperero-parietal links 4. temperero-parietal rechts	Knott-Großbildmonitor 7-Kanal-Physioskriptschreiber	EEG-Ableitungen von Physioskriptschreiber
EKG	3 Standard-Extremitäten-Ableitungen	Knott-Großbildmonitor 7-Kanal-Physioskriptschreiber	EKG-Ableitungen von Physioskriptschreiber
Bestimmung der Infusionsrate	Bestimmung der Zeit zwischen zwei Tropfen durch Lichtschranke und analogem Integrierer	Decca Type 460 Automated Infusion Unit (Decca Radar Limited)	Tropfenrate pro Minute

Tabelle 32b

Untersuchungsgegenstand	Methoden	Geräte	Bezeichnung und Dimension der Ausgabewerte
Oxyhämoglobin, Gesamthämoglobin-Konzentration aus dem arteriellen und zentral-venösen Mischblut	Präzisions-Absorptions-Spektrophotometer mit eingebautem Analogrechner	IL 182 Co-Oximeter Instrumentation Laboratory Inc.	Hb Blut HbO_2 Sättigung HbCO
Temperatur: Oesophagus rectal	Thermistor Messung der temperatur-abhängigen Widerstands-änderungen	Hartmann und Braun	^{o}C
Atmung	Respirometer	Wright Respirometer	1/min Atemminuten-volumen ml/Hub Atemzugvolumen + Atemfrequenz
Blutdruck	Blutige Druckmessung mit Mikrokatheter nach GRANDJEAN Cournandsche Nadel Grange 18 Swan-Ganz-Katheter Nr. 7 EZK-Katheter	Statham Transducer Typ PD 23 D mit Flag-Elektromanometer Typ 133-4-452	Systolischer Druck Torr diastolischer Druck Torr rt. Ventrikeldruck Torr rt. Vorhofdruck Torr A. pulmonalis-Druck Torr Mitteldruck Torr

Tabelle 32c

Untersuchungsgegenstand	Methoden	Geräte	Bezeichnung und Dimensionen der Ausgangswerte
Herzzeitvolumen Temperatur	Kälteverdünnungsmethode mit Thermistor 1) Swan-Ganz-Katheter Nr. 7, A. pulmonalis 2) Thermistor in Aorta thoracalis Injektionsort rt. Vorhof rt. Ventrikel	Herzzeitvolumenmeßgerät und Analogrechner Firma Fischer Typ HZV BN 6560 Firma Fischer Typ HZV BN 7206	HZV l/min Temperatur $^{\circ}C$
Inspiratorische und exspiratorische Sauerstoffkonzentration	Messung der magnetischen Suszeptibilität des Gasgemisches nach PAULING (paramagnetische Eigenschaft des Sauerstoffs)	Beckman Oxygen Analyzer Modell D 2	Sauerstoffkonzentration Prozentangabe
Inspiratorische und exspiratorische Sauerstoffkonzentration	Messung der Sauerstoffkonzentration	Oxygen Analyzer 202 R Bio Marine Industries (Dräger)	Sauerstoffkonzentration Prozentangabe
Bestimmung der Narkosegas-Konzentration in mg/100 ml aus dem arteriellen und zentralvenösen Mischblut	Detektor: Flammenionisationsdetektor-Bestimmungsmethode Equilibrationsmethode	Gaschromatograph Perkin Elmer 900 Bodenseewerke Überlingen	mg/100 ml
Bestimmung von N_2; O_2 und N_2O aus dem inspiratorischen und exspiratorischen Gasgemisch	Wärmeleitfähigkeitsmeßzelle	Gaschromatograph Perkin Elmer 900 Bodenseewerke Überlingen	Prozent des Gasgemischanteil

11.2. Definitionen, Formeln, Berechnungen

Die errechneten Werte wurden nach den folgenden Formeln ermittelt:

TPR = (Totaler peripherer Widerstand) (dyn sec cm^{-5})

$\quad$ = $\dfrac{\text{Mitteldruck (mmHg x 1,332)}}{\text{HZV (c cm/sec)}}$

LVW = (linke Herzarbeit) (m$\cdot$kg$\cdot$min$^{-1}\cdot$m^{-2})

$\quad$ = 0,0135 x HZV (1/min) x Mitteldruck (mmHg)

LVSW = (linke Herzschlagarbeit) (g$\cdot$m$\cdot$Herzschlag^{-1})

$\quad$ = 13,6 x Schlagvolumen (ml/Herzschlag) x Mitteldruck (mmHg)

HI = (Herzindex) (1$\cdot$min$^{-1}\cdot$m^{-2})

$\quad$ = $\dfrac{\text{HZV (1/min)}}{\text{KO (m}^2\text{)}}$

SV = (Schlagvolumen) (ml$\cdot$Herzschlag^{-1})

$\quad$ = $\dfrac{\text{HZV (1/min) x 100}}{\text{f (1/sec)}}$

SI = (Schlagindex) (ml$\cdot$Herzschlag$^{-1}\cdot$m^{-2})

$\quad$ = $\dfrac{\text{Schlagvolumen}}{\text{KO (m}^2\text{)}}$

HZV = Herzzeitvolumen

KO = Körperoberfläche

f = Pulsfrequenz

Tabelle 33. Aufstellung der χ^2-Bestimmungen und der Koeffizienten der Regressionskurven der verschiedenen Abbildungen

Abb.	Ordnung	Anzahl der Messungen	Koeffizienten des Polynoms $(ax + bx^2 + cx^3)$		χ^2 (chi quadrat)
			a	b	
1	1	103	1,8710	0,0029	0,2387
2	1	98	14,2721	0,1369	3,1056
3	1	105	- 0,147	0,0538	0,4003
4	1	106	- 9,2999	0,7602	6,9291
5	1	104	179,0	15,5259	141,6196
6	1	99	40,1516	-0,1824	2,6339
7	2	106	67,6808	-0,4118	4,3961
8	2	105	63,89	0,8193	2,3945

Tabelle 34a. Definitionen, Formeln und Berechnungen
Alveolärer Sauerstoffpartialdruck (mmHg)

$$P_AO_2 \quad = \quad P_IO_2 - PH_2O - P_ACO_2 \quad (mmHg)$$

$$(\text{wenn } F_{iO_2} = 1)$$

$$= \quad P_IO_2 - P_aCO_2 \; \frac{P_IO_2 - P_{\bar{E}}O_2}{P_{\bar{E}}O_2} \quad (mmHg)$$

$$(\text{wenn } F_{iO_2} = 0,5)$$

Shunt (%)

$$\frac{\dot{Q}_S}{\dot{Q}_t} \; = \; \frac{C_{A-a}O_2}{C_{A-a}O_2 + C_{a-v}O_2}$$

$$= \quad \frac{0,0031 \; A_aDO_2}{0,0031 \; A_aDO_2 + C_aO_2 - C_{\bar{v}}O_2} \quad (\%)$$

$$\text{wobei } \dot{Q}_S = \dot{Q}_t \; \frac{R}{100}$$

$$V(BTPS) \quad = \quad V \; \frac{P_{atm} - PH_2O \cdot T}{P_{atm} - 47} \quad \cdot \quad \frac{273 + 37}{273 + T} \quad (1)$$

Sauerstoff-Flux

$$SF \quad = \quad HZV \cdot C_aO_2 \quad (1 \; min^{-1})$$

Sauerstoffverbrauch pro m² Körperoberfläche

$$\dot{V}O_2/m^2 = \frac{HZV \; (C_aO_2 - C_vO_2)}{KO} \quad (ml \; min^{-1}m^{-2})$$

Spezifische Ventilation

$$\text{Spez } \dot{V} = \frac{AMV}{\dot{V}O_2/m^2}$$

Tabelle 34b

$$V \; (STPD) \quad = \quad V \times \frac{(P_{atm} - pH_2OT)}{760} \quad \cdot \quad \frac{(273}{273+T)} \quad (1)$$

$$V_2 \quad = \quad \frac{P_1 x V_1 x T_2}{T_1 \; x \; T_2} \quad (1)$$

$$P_1 \quad = \quad \text{Aktueller Luftdruck}$$

$$P_2 \quad = \quad 760 \; mmHg$$

$$V_2 \quad = \quad V \; bei \; STPD$$

$$V_1 \quad = \quad V \; bei \; 37^oC \; bei \; Meßtemperatur$$

$$T_1 \quad = \quad Meßtemperatur = 273 \; x \; f_1$$

$$T_2 \quad = \quad 0^oC = 273^o \; K$$

11.3. Untersuchungsmethoden. Die Herzzeitvolumenbestimmungen

Das Herzzeitvolumen wurde mit der Kälteverdünnungsmethode gemessen. Dazu wurden 10 ml Ringerlösung mit einer Temperatur von +2 bis +5°C in den rechten Vorhof oder in die rechte Kammer injiziert und die dadurch bedingte Temperaturänderung in der Aorta bzw. der A. pulmonalis mit einem Thermistor gemessen.

An den Thermistor war ein elektronisches Rechengerät (Slama + Piiper, Herzzeitvolumenmeßgerät der Firma A. Fischer, Göttingen, Typ HZV BN 6560 oder A. Fischer, Göttingen Typ HVZ BN 7206) angeschlossen.

Die Kälteverdünnungskurve wurde mit Hilfe eines Kompensationsschreibers der Firma Metrawatt, Typ KC 17120, aufgezeichnet.

Bei einem Teil der Patienten wurde ein Swan-Ganz-Katheter Nr. 7 geschoben. Die distale Katheterspitze mit der Thermosonde wurde mit Hilfe eines aufgeblasenen Mikroballons in die A. pulmonalis geschwemmt. Der Abstand zwischen den beiden Öffnungen betrug 30 cm. Die Lage der proximalen und distalen Katheteröffnung wurde durch Druckmessung verifiziert.

Blutige Blutdruckmessung

Es wurden der Druck im rechten Vorhof, im rechten Ventrikel und der arterielle Druck fortlaufend gemessen. Zur Messung des arteriellen Druckes wurde eine Cournandsche Nadel, Gauge Nr. 18, in die rechte A. radialis oder A. brachialis vorgeschoben. Bei einem Teil der Patienten, besonders bei Bauchseitenlage oder Seitenlage, wurde ein Mikrokatheter (Grandjean) nach Punktion der A. femoralis in die Aorta abdominalis vorgeschoben. Über ein steriles Zuleitungssystem wurden das distale Nadel- oder Katheterende mit einem Statham-Druckaufnehmer verbunden.

Der Mitteldruck wurde elektronisch gemessen. Hierzu diente das Gerät der Firma Müller. Es besteht aus einem Flagschen Elektromanometer Typ 133-4-452 und einer Druckmeßeinheit mit einem Statham-Druckaufnehmer Typ P_d 23 D. Ein Spülsystem wurde mit 3 - 4,5 ml/Std einer heparinisierten physiologischen Kochsalzlösung 50 mg/500 ml gespült.

Ein zusätzliches hydraulisches System (zero sensor) erlaubte, die Druckdifferenz zwischen dem Druckniveau der intravasalen Katheter oder Nadeln und dem Druckaufnehmer auf dem Nullpunkt zu korrigieren.

Ein EZK-Katheter, Gauge Nr. 14, Länge 24 Zoll, wurde in den rechten Vorhof oder rechten Ventrikel über die V. basilica oder V. jugularis vorgeschoben. Druckmessungen der A. pulmonalis wurden durch den Swan-Ganz-Katheter Nr. 7 ermöglicht.

EKG, EEG

Während der Operation konnten das EKG (3 Extremitäten-Ableitun-
gen) und das EEG (4 Ableitungen)
1. li 1 + 3 fronto-temporal li
2. re 2 + 4 fronto-temporal re
3. li 3 + 5 temporo-parietal li
4. re 4 + 6 temporo-parietal re
auf einem Knott-Großbildmonitor beobachtet werden. Die Aufzeich-
nung wurde intermittierend auf einen 7-Kanal-Physioskriptschrei-
ber gegeben.

Die Blutgasanalyse

Zur Blutgasanalyse wurden pH, PO_2 und PCO_2 aus dem arteriellen
und zentralvenösen Mischblut bestimmt. Hierzu diente das Gerät
zur Mikrobestimmung von Blutproben von IL (Instrumentation
Laboratory Boston Massachusetts) Model 127 und der Meßeinheit
Typ 125. Zur pH-Messung wurde eine modifizierte Glaselektrode,
zur PO_2-Messung eine Clarksche Elektrode und zur PCO_2-Messung
die Severinghaussche Modifikation der Glaselektrode verwendet.

Die zur Eichung verwendeten Prüfgase wurden von der Firma
Messer (Griesheim) durch Gasanalyse geprüft. Die Nulleichung
wurde durch Eingabe von Natriumdithionitlösung in die Eichkam-
mer erreicht. PCO_2 und PO_2 wurden bestimmt, nachdem die Elek-
troden geeicht waren.

Zur pH-Eichung dienten die Referenzlösungen (Kalium und Natri-
umphosphatlösung) der Firma IL, die für $37^{\circ}C$ auf 6,84 und 7,384
eingestellt sind. Die Messungen der arteriellen und der zentralvenösen Blutproben erfolgten innerhalb von 10 min. Die Temperatur der Patienten wurde mit einem Thermistor in der Aorta thora-
calis bzw. A. pulmonalis bestimmt.

Die Meßtemperatur des Blutgasanalysegerätes wurde auf $37^{\circ}C$ eingestellt.

Die Temperaturdifferenz zwischen Blutprobe und Gerätetemperatur
wurde mit Hilfe des Blutgaskalkulators Typ BGC 1 (Radiometer
nach I.W. Severinghaus) korrigiert. Der I.L.-Blut-Säure/Basen-
Rechenschieber nach G. Thews und H. R. Vogel diente zur Bestimmung von Sauerstoffsättigung (SO_2), aktuellem Bicarbonat (mÄq/l),
totalem CO_2-Gehalt (mM/l Plasma), Standard-Bicarbonat (mÄq/l),
Puffer-Base (mÄq/l), Basen-Abweichung (mÄq/l) und Standard-pH.

*Bestimmung des totalen Sauerstoffgehaltes aus dem arteriellen
und zentralvenösen Mischblut*

Zur Bestimmung des Sauerstoffgehaltes wurde das Lex-O_2-Con-Gerät
(Total O_2 Content Analyzer) von der Lexington Instruments Cor-
poration eingesetzt. Zur Eichung diente ein Gasgemisch, beste-
hend aus Kohlenmonoxyd (CO = 0,94%) Wasserstoff (H_2 = 2,00%)
und Stickstoff (N_2 = 97,06%).

Vor Beginn der Eichung wurde der Sauerstoff durch das strömende
Gasgemisch aus der Meßkammer ausgetrieben. Danach erfolgte die
Eichung des Gerätes, nachdem mit Hilfe einer Tabelle aus der
Zimmertemperatur und dem Barometerstand der aktuelle Sauerstoff-
gehalt der Luft bestimmt worden war.

0,02 ml getrocknete Luft (aus einer mit Silicagel gefüllten
Kammer) wurde mit einer gasdichten Hamilton-Spritze Typ 1705
in die Meßkammer eingegeben. Der errechnete Wert wurde mit dem
Meßwert in Übereinstimmung gebracht. Frisch entnommenes Patien-
tenblut wurde mit derselben Hamilton-Spritze aufgezogen und in
die Meßkammer injiziert.

Auf der Skala erschien direkt der Sauerstoffgehalt in ml/100 ml
Blut.

*Bestimmung der Gesamthämoglobinkonzentration und des Sauerstoff-
und Kohlenmonoxydsättigungswertes*

Zur Bestimmung von Hb, HbO_2 und HbC_O aus dem arteriellen und
zentralvenösen Mischblut diente das IL 182 (o-Oximeter Instrumentation Laboratory Inc.).

Dieses Gerät ist ein Präzisions-Absorptions-Spektrophotometer
mit einem eingebauten Analogrechner.

Die Absorption des HbO_2 und des HbC_O sowie der sauerstoffreien
Hämoglobinkonzentration wurde simultan durchgeführt. Zur Eichung
wurde mit einer Nullösung ("zeroing solution") die Meßkammer gespült. Danach wurden die Meßskalen des Gerätes für Oxyhämoglobin,
Carboxyhämoglobin und Gesamthämoglobinkonzentration auf den Null-
wert abgeglichen. 0,4 ml Vollblut wurden danach in die Meßkammer
injiziert und nach Ablauf von 30 sec wurde das Hb in g%, das
HbO_2 sowie das HbCO in Prozenten (%) direkt von dem Gerät abgelesen.

Temperaturbestimmungen

Es wurden sowohl rectale als auch Oesophageal-Temperatursonden
gelegt. Die Temperaturmeßanlage von Hartmann und Braun diente
zur Temperaturmessung. Es wird der Widerstand eines temperatur-
abhängigen Widerstandes gemessen und nach Korrektur auf einem
Analoginstrument angezeigt.

Bei den Patienten, die an das Herzzeitvolumen-Meßgerät angeschlossen waren (Fa. A. Fischer Göttingen Typ HZV B IV 6560),
konnte die Bluttemperatur direkt von der Anzeigetafel abgelesen
werden.

Der Thermistor zeigte dann die Temperatur in der Aorta thoraca-
lis an.

12. Danksagung

Herrn Prof. Dr. H. KUHLENDAHL, an dessen Klinik diese Untersuchung durchgeführt wurde, danke ich für die großzügige Hilfe und Förderung.

Herr Prof. Dr. M. ZINDLER hat durch wertvolle Ratschläge und hilfreiche Diskussion die Durchführung der Untersuchung sehr gefördert.

Außerdem danke ich Herrn Prof. Dr. H. G. KAYSER und Herrn Prof. Dr. OHNESORGE für die unterstützende Kritik.

Die Programmstellung und die statistische Auswertung wurden ermöglicht durch die hilfsbereite Unterstützung der Mitarbeiter des Rechenzentrums der Neurochirurgischen Klinik der Universität Düsseldorf: Herr Dr. E. REHSE, Herr Dr. R. GUARDO, Herr Dipl.-Ing. K. MÜLLER

Frl. HILBRICH, Frl. HEUSCH und Frl. BECKER sowie Herrn W. SPIES danke ich für die technische Assistenz, Frau KADACH für die geduldige Schreibarbeit.

Die Untersuchungen wurden mit Forschungsmitteln unterstützt durch den Minister für Wissenschaft und Forschung des Landes Nordrhein-Westfalen.

13. Literatur

ADAMS, A. P., CLARKE, T. N. S., EDMONS-SEAL, J., FOEX, P., PRYS-ROBERTS, C., ROBERTS, I.: Effects of Sodium Nitroprusside on Myocardial Contractility and Haemodynamics. Brit. J. Anaesth. 45, 634 (1973).

ADAMS, J. E., WYLIE, E. J.: Value of Hypothermia and Arterial Occlusion in the Treatment of Intracranial Aneurysm. Surg. Gynec. Obstet. 108, 631 (1959).

ADAMS, R. W., GRONERT, G. A., SUNDT, T. M., MICHENFELDER, J. D.: Halothane, Hypocapnia and Cerebro-spinal Fluid-pressure in Neurosurgery. Anesthesiology 37, 510 (1972).

ANSELL, M., LEWIS, F. A. S.: A Review of Cyanide Concentrations Found in Human Organs. J. forens. Med. 17, 148 (1970).

ALEXANDER, S. C., LASSEN, N. A.: Cerebral Circulatory Response to acute Brain Disease: Implications for Anesthetic Practice. Anesthesiology 32, 60 (1970).

ALEXANDER, S. C., WOLLMAN, H., COHEN, P. J., CHASE, P. E., BEHAR, M.: Cerebrovascular response to P_aCO_2 during halothane anesthesia in man. J. appl. Physiol. 19, 561 (1964).

AOYAGII, K., PIIPER, J.: Analyse des Kreislaufes bei Spontanatmung und bei künstlicher Beatmung am narkotisierten Hund. Pflügers Arch. ges. Physiol. 284, 131 (1965).

ARONSON, H. B., MAGORA, F., LONDON, M.: The Influence of Droperidol on Blood Viscosity in Man. Brit. J. Anaesth. 42, 1, 89 (1970).

ASKROG, V. F., PENDER, J. W., SMITH, T. C., ECKENHOFF, J. E.: Changes in Respiratory Dead Space during Halothane, Cyclopropane and Nitrous-oxide Anesthesia. Anesthesiology 25, 342 (1964).

ASKROG, V. F., PENDER, V. F., ECKENHOFF, J. E.: Changes in Physiological Dead Space during Deliberate Hypotension. Anesthesiology 25, 744 (1964).

BARKER, M. H.: The blood Cyanates in the treatment of hypertension, J. Amer. med. Ass. 106, 762 (1936).

BASTRON, R. D., KALOYANIDES, G. J.: Effect of Sodium Nitroprusside on Function in the isolated and Intact Dog Kidney. J. Pharm. Exp. Ther. 181, 244 (1972).

BENDIXEN, H. H., HEDLEY-WHYTE, J., LAVER, M. B.: Impaired Oxygenation in Surgical Patients during General Anaesthesia with Controlled Ventilation. Concept of Atelectasis. New. Engl. J. Med. 269, 991 (1963).

BENZER, H., MUHAR, F., PALL, H.: Zur Frage bronchokonstriktorischer Wirkung von Fentanyl. Anaesthesist 17, 321 (1968).

BERGMAN, N. A.: Components of the Alveolar-Arterial Oxygen Tension Difference in Anaesthetized Man. Anesthesiology 28, 517 (1967).

BERTHOLD, L. M. D.: Antiarrhythmic Effects of Droperidol. Anesthesiology 37, 529 (1972).

BHATIA, S. K., FRÖHLICH, E. D.: Hemodynamic Comparison of Agents Useful in Hypertensive Emergencies. Amer. Heart J. 85, 367 (1973).

BILSLAND, W. L.: Controlled Hypotension by Arteriotomy in Intracranial Surgery. Anaesthesia 6, 20 (1951).

BOOTHBY, W. M., BERKSON, H. L., DUNN, H. L.: Studies of the Energy of Metabolism of Normal Individuals. Amer. J. Physiol. 166, 468 (1936).

BOTTERELL, E. H., LOUGHEED, W. M., MORLEY, R. P., WANDEWATER, S. L.: Hypothermia in Surgical Treatment of Ruptured Intracranial Aneurysms. J. Neurosurg. 15, 4 (1958).

BOXER, G. E., RICHARDS, J. C.: Studies in the Metabolism of the C 14 Carbon of Cyanide and Thiocyanate. Arch. Biochem. 39, 7 (1952).

BOYSEN, G.: Cerebral Hemodynamics in Carotid Surgery. Acta Neurol. Scand., Suppl. 49, 52 (1973).

BOYSEN, G., FIESCHI, C., LASSEN, N. A.: On the Critical Lower Level of Cerebral Blood Flow in Man. Circulation 49, 1023 (1974).

BRIELEY, J. B., BROWN, A. W., EXCELL, B. J., MELDRUM, B. S.: Brain Damage in the Rhesus Monkey Resulting from Profound Arterial Hypotension. 1. Its Nature, Distribution and General Physiological Correlates. Brain Res. 13, 68 (1969).

BRODERSEN, P., JØRGENSEN, E. O.: Blood flow and oxygen uptake in the brain and cerebro-spinalfluid acid-base parameters in severe coma. J. Neurol. Neurosurg. Psychiat. 37, 384 (1974).

BROMAGE, P. R.: Vascular Hypotension in 107 Cases of Epidural Analgesia. Anaesthesia 6, 26 (1951).

BRÜCKNER, J. B.: Überlebens- und Wiederlebungszeiten des ischämischen Myokards bei verschiedenen Narkosearten. In: Neue klinische Aspekte der Neuroleptanalgesie. Stuttgart: Schattauer 1970.

BUHR, G., HENSCHEL, W. F.: Kreislaufuntersuchungen während der Neuroleptanalgesie. IV. Bremer Neuroleptanalgesie-Symposium (1964). In: Neuroleptanalgesie S. 53. Berlin - Heidelberg - New York: Springer 1966.

BURTON, A. C.: Laws of Physics and Flow in Blood Vessels. In: Ciba Foundation Symposium on Visceral Circulation (WOLSTENHOLM, G. E. W., Ed.). London: Churchill 1964.

CAMPBELL, E. J. M., NUNN, J. F., PECKETT, B. W.: A Comparison of Artificial Ventilation and Spontaneous Respiration with Particular Reference to Ventilation Blood Flow Relationships. Brit. J. Anaesth. 30, 166 (1958).

CATHCART, R. T., TRAIMIN. W., NEALON, T. F., PRICE, I.: Effect on Intermittend Positive Pressure Breathing on Cardiac Output of Patients with Chronic Pulmonary Disease. Chest. Dis. 37, 222 (1960).

CHRISTENSEN, M. S., HOEDT-RADMUSSEN, K., LASSEN, N. A.: Cerebral Vasodilation by Halothane Anesthesia in Man and its Potentiation by Hypotension and Hypercapnia. Brit. J. Anaesth. 39, 927 (1967).

COUJOOLE, F., CHANH, P. H., LECOINTE, P.: Pharmacologie Du Nitrosopentacyano Ferrate III De Cobalt. Arch. int. Pharmacodyn. 17, 927 (1968).

DONALD, K. W., RENZIHI, H., RILEY, R. L., COURNAND, A.: Analysis of Factors Affecting the Concentrations of Oxygen and Carbondioxide in Gas and Blood of Lungs. J. appl. Physiol. 4, 497 (1952).

ECKENHOFF,J.E.: The Use of Controlled Hypotension for Surgical Procedures. Surg. Clin. N. Amer. 35, 6, 1579 (1955).

ECKENHOFF, J. E.: Circulatory Control in the Surgical Patient. Ann. roy. Coll. Surg. Engl. 39, 67 (1966).

ECKENHOFF, J. E., ENDERBY, G. E. H., LARSON, A., EDRIDGE, A., JUDEVINE, D. E.: Pulmonary gas exchange during deliberate Hypotension. Brit. J. Anaesth. 35, 750 (1963).

EGLI, F. R.: Betrachtungen zur alveolären arteriellen Sauerstoffdruckdifferenz, der Einfluß von CO_2 beim narkotisierten Hund. Helv. Physiol. Pharmacol. Acta, Suppl. 15 (1965).

ENDERBY, G. E. H.: Controlled Circulation with Hypotensive Drugs and Posture to Reduce Bleeding in Surgery. Lancet 1950 I, 1145.

ENDERBY, G. E. H.: A Report on Mortality and Morbidity Following 9107 Hypo-
    tensive Anaesthetics. Brit. J. Anaesth. 33, 109 (1961).
ENDERBY, G. E. H.: Blutdrucksenkung in Anaesthesie und Chirurgie. Anaesthe-
    sist 13, 22 (1963).
ENGSTRÖM, C. G. P., HERZOG, P., NORLANDER, O.: A Method for the Continuous
    Measurement of Oxygen Consumption in the Presence of Inert Gases During
    Controlled Ventilation. Acta anaesth. scand. 5, 115 (1961).
ETSCHENBERGER, E.: Anaesthesie mit Droperidol und Fentanyl. Arzneimittel-
    Forsch. 23, Beiheft (1973).
ETSTEN, B. E., LI, T. J.: Hemodynamic Changes during Thiopental-Anaesthesia
    in Human, Cardiac Output, Stroke Volume, Total Peripheral Resistance,
    and Intrathoracic Blood Volume. J. clin. Invest. 34, 500 (1955).
FERRARI, H. A., THOMPSON, L. W., TALTON, I., STEPHEN, C. R.: Variations in
    Arterial Blood Values before, during and after Neuroleptanalgesia.
    S. med. J.(Bgham, Ala) 1, 947 (1968).
FIESCHI, C., AGNOLI, A., BUITISTINI, N., BOZZAO, L.: Regional Cerebral
    Blood Flow in Patients with Brain Infarcts. A Study with the Kr 85
    Clearance Technique. Arch. Neurol. 15, 633 (1966).
FIESCHI, C., BEDUSCHI, A., AGNOLI, A., BUITISTINI, N., COLLICE, M.,
    PRENCIPE, M., RISSO, M.: Regional Cerebral Blood Flow and Intracranial
    Pressure. Proceedings 5th Intern. Symposium Roma (1968).
FIESCHI, C., BEDUSCHI, A., AGNOLI, A., BUITISTINI, N., COLLICE, M.,
    PRENCIPE, M., RISSO, M.: Regional Cerebral blood flow and intracranial
    Pressure. Proceedings 5th International Symposium Roma, Sierra (1971).
FINLEY, T. N., LENFANT, C., HAAB, P., PIIPER, I., RAHN, H.: Venous Admixture
    in the Pulmonary Circulation of Anaesthetized Dogs. J. appl. Physiol.
    15, 418 (1960).
FINNERTY, F. A., CUILLANDEN, R. L., FAZESKAS, J. F.: Cardiac and Cerebral
    Hemodynamics in Drug Induced Postural Collaps. Circulat. Res. 5, 34
    (1957).
FINNERTY, F. A., WITKIN, L., FAZEKAS, J. F.: Cerebral Hemodynamics during
    Cerebral Ischemia Induced by Acute Hypotension. J. Clin. Invest. 33,
    122 (1954).
FISCHER, K.: Experimentelle Untersuchungen über den Einfluß von Dehydro-
    benzperidol, Fentanyl bzw. Thalamonal auf die myokardiale Kontraktilität.
    V. Internationales Bremer Symposium über die postoperative Schmerzbe-
    kämpfung. Stuttgart: Schattauer 1966.
FITCH, W., BARKER, J., JENNETT, W. B., McDOWALL, D. G.: The Influence of
    Neurolept Analgesic Drugs on Cerebrospinal Fluid Pressure. Brit. J.
    Anaesth. 41, 800 (1969).
FITCH, W., BARKER, J., McDOWALL, D. C., JENNETT, W. B.: The Effect of
    Methoxyflurane on Cerebrospinal Fluid Pressure in Patients with and
    Without Intracranial Space-occupying Lesions. Brit. J. Anaesth. 41,
    564 (1969).
FITCH, W., McDOWALL, D. G.: Hazards of Anesthesia in Patients with Intra-
    cranial Space-Occupying Lesion. In: Cerebral Circulation. Int. Anaesth.
    Clin. 7, 639 (1969).
FREEMAN, J., INGVAR, D. H.: Elimination by Hypoxia of Cerebral Blood Flow
    Autoregulation and EEG Relationship. Exp. Brain Res. 5, 61 (1968).
FREEMAN, J., INGVAR, D. H., NILLSON, E.: Cerebral Blood Flow in Neurolept
    Analgesia. Acta anaesth. scand., Suppl. 25, 292 (1966).
FREEMAN, I., NUNN, I. F.: Ventilation-Perfusion Relationship after
    Haemorrhage. Clin. Sci. 24, 135 (1963).
FRUMIN, M. I., BREGMAN, N. A., HOLADAY, D. A., RACKOW, H., SALANITRE, E.:
    Alveolar-arterial O_2-Difference during Artificial Respiration in Man.
    J. appl. Physiol. 14, 694 (1959).

GALINDO, A., BALWIN, M.: Intracranial Pressure and Internal Carotid Blood
Flow during Halothane Anesthesia in the Dog. Anesthesiology $\underline{24}$, 318
(1963).

GARDNER, W. J.: Control of Bleeding during Operation by Induced Hypotension.
J. Amer. med. Ass. $\underline{132}$, 572 (1946).

GATTIKER, R., TERZIC, R., HOSSLI, G.: Beitrag zur Frage der Sauerstoffauf-
nahme und adäquate Ventilation in Hypothermie. Die Störung des Säure-
Basen-Haushaltes. In: Anaesthesiologie und Wiederbelebung, Bd. 35, S. 85.
Berlin - Heidelberg - New York: Springer 1969.

GEMPERLE, M.: Medikamentöse Herabsetzung der Sauerstoffaufnahme durch Neuroleptanalgesie. Anaesthesist $\underline{13}$, 6, 1 (1964).

GEMPERLE, M.: Einfluß von Neuroleptanalgesie auf das cardiovasculäre System.
In: Fortschritte der Neuroleptanalgesie. Berlin - Heidelberg -New York:
Springer 1966.

GEMPERLE, M.: Einfluß von Droperidol auf Hirn- und Nierendurchblutung. In:
Anaesthesiologie und Wiederbelebung, Bd. 18, S. 126. Berlin - Heidelberg -
New York: Springer 1966.

GEMPERLE, M.: Herabsetzung der Sauerstoffaufnahme in Normothermie durch
Neuroleptanalgesie. 2. Bremer Neuroleptanalgesie-Symposium, 1964. In:
Die Neuroleptanalgesie, S. 149. Berlin - Heidelberg - New York:
Springer 1966.

GERST, P. H., RATTENBORG, C., HOLADAY, P. A.: The Effects of Hemorrhage
on Pulmonary Circulation and Respiratory Gas Exchange. J. Clin. Invest.
$\underline{38}$, 524 (1959).

GETTLER, A. O., BAINES, J. O.: The Toxicology of Cyanide. Amer. J. med. Sci.
$\underline{195}$, 182 (1938).

GIESECKE, A. H., JENKINS, M. T., GRONT, I. R., GOLLETT, I. M.: Urinary
Epinephrine and Norepinephrine during Innovar Nitrous Oxide Anaesthesia
in Man. Anesthesiology $\underline{28}$, 701 (1964).

GIFFORD, R. W.: Hypertensive Emergencies and their Treatment. Med. clin.
N. Amer. $\underline{45}$, 441 (1961).

GOLDSTEIN, F., RIEDERS, F.: Conversion of Thiocyanate to Cyanide by an
Erythrocytic Enzyme. Amer. J. Physiol. $\underline{173}$, 287 (1953).

GORDON, E.: A Basis and Practice of Neuroanaesthesia. Monographs in Anaesthesiology. (A. R. HUNTER, Ed.). Amsterdam-Oxford-New York: Excerpta Medica
1970.

GRELL, F. L., KOONS, R. A., DENSON, I. S.: Fentanyl in Anaesthesia. A Report
of 500 Cases. Anaesth. Analg. Curr. Res. $\underline{49}$, 523 (1970).

GRIFFITHS, H. W. C., GILLIES, J.: Thoraco-Lumbar Splanchniectomy and
Sympathectomy. Anaesthesia $\underline{3}$, 134 (1948).

GURDJIAN, E. S., STONE, W. E.: Cerebral Metabolism in Hypoxia. Arch. Neurol.
Psychatr. $\underline{51}$, 472 (1944).

HAMER, P. H., HEITMANN, D.: Möglichkeiten und Grenzen der Neuroleptanalgesie.
Anaesth. Inform. $\underline{4}$, 116 (1975).

HARPER, A. M.: The Interrelationship Between pCO_2 and Blood Pressure in the
Regulation of Blood Flow through the Cerebral Cortex. Acta neurol. scand.,
Suppl. $\underline{14}$, 94 (1965).

HARRIS, B. H., SHAFTAN, G. W., HERBSMAN, H.: Maintenance of Cardiac Output
Despite Deliberate Hypotension. Surg. Forum $\underline{20}$, 31 (1969).

HAYEK von, H.: The Human Lung. Translated from: "Die menschliche Lunge" by
V. E. KRAHL. New York - London: Hafner 1960.

HAYES, G. J., SLOCUM, H. C.: The Achievement of Optimal Brain Relaxation by
Hyperventilation Techniques of Anesthesia. J. Neurosurg. $\underline{19}$, 65 (1962).

HEILBRUN, M. P., OELSON, J., LASSEN, N. A.: Regional Cerebral Blood Flow
Studies in Subarachnoid Hemorrhage. J. Neurosurg. $\underline{37}$, 36 (1972).

HENDRIKSEN, H. T., JØRGENSEN, P. B.: The Effect of Nitrous Oxide on Intracranial Pressure in Patients with Intracranial Disorders. Brit. J. Anaesth. 45, 496 (1973).

HENSCHEL, W. F.: Erfahrungen mit der Neuroleptanalgesie. Bremer Arztbl. 17, 10 (1964).

HENSCHEL, W. F., SCHMITZ, W.: Zur Erhöhung der cerebralen Hypoxietoleranz unter Neuroleptanaesthesie. In: Fortschritte der Neuroleptanalgesie, S. 38. Berlin - Heidelberg - New York: Springer 1966.

HERMANN, L.: Über die Wirkungen des Nitroprussidnatrium. Pflügers Arch. ges. Physiol. 39, 419 (1886).

HEWER, A. I. H.: Hypothermia for Neurosurgery. Int. Anesth. Clin. 2, 919 (1964).

HEYDLEY-WHYTE, I., PONTOPPIDAN, H., LAVER, M. B., HALLOWELL, P., BENDIXEN, H. H.: Arterial Oxygenation during Hypothermia. Anesthesiology 26, 595 (1965).

HIMWICH, W. A., SAUNDERS, J. P.: Enzymatic Conversion of Cyanide to thiocyanate. Amer. J. Physiol. 153, 348 (1948).

HOLLMANN, A., HAKALETIKO, J., LANNITSALO, K., MATTILA, M. A. K.: A Comparison of Postoperative Acid-Base Equilibrium and Respiratory Adequacy after two Types of Neuroleptanalgesia. Brit. J. Anaesth. 28, 191 (1966).

HULME, A., CHAWLA, J. C., COOPER, R.: Monitoring of Intracranial Pressure in Neurosurgical Patients. J. Neurol. Neurosurg. Psychiat. 34, 108 (1971).

HUSE, K., HARTUNG, E., NADJMABADI, M. H.: Wirkungen von Naloxone (Narcan) auf Kreislauf und Atmung nach Neuroleptanaesthesie für neurochirurgische Operationen. Anaesthesist 23, 493 (1974).

HUSE, K., RÖHNER, G.: Hämodynamische Veränderungen in Methoxyflurane bei kontrollierter Hypotension und Hypothermie bei neurochirurgischen Eingriffen. Zbl. Neurochir. 33, 19 (1972).

HUSE, K., STIEGLITZ, K.: Ergebnisse der Kreislaufuntersuchungen in der kontrollierten Hypotension mit Natriumnitroprussid im Vergleich zu Dihydrazinophthalazin (Nepresol). Zentraleuropäischer Anaesthesie-Kongreß, Bremen (1975).

JÄÄTTELA, A., NIKKI, P., TAKKI, T., TAMMISTO, T.: Effect of Dextromoramide, Fentanyl and Morphine on the Plasma Catecholamine Levels. Ann. clin. Res. 3, 107 (1971).

JANNSEN, P. A. I., NIEMEGEERS, C. I. E., SCHELLEKENS, K. H. I., VERBRUGGEN, F. I., Van NUETEN, J. M.: The Pharmacology of Dehydrobenzperidol, a new Potent and Short Acting Neuroleptic Agent Chemically Related to Haloperidol. Arzneimittel-Forsch. 13, 205 (1963).

JENNETT, W. B., BARKER, I.: Effect of Anaesthesia on Intracranial Pressure in Patients with Space-Occupying Lesions. Lancet 1969 I, 61.

JOHNSON, C. C.: The Action and Toxicity of Sodium Nitroprusside. Arch. intern. Pharmacodyn. 35, 480 (1929).

JONES, G. O. M., COLE, P.: Sodium Nitroprusside as a Hypotensive Agent. Brit. J. Anaesth. 40, 804 (1968).

KALFF, G., SCHÄFER, E. D.: Influence of Controlled Hypotension on Body-Oxygen Consumption. Acta anaesth. scand., Suppl. 37, 152 (1970).

KEANEY, N. P., McDOWALL, D. G., TURNER, J. M., LANE, J. R., OKUDA, Y.: The Effects of Profound Hypotension Induced with Sodium Nitroprusside on Cerebral Blood Flow and Metabolism in the Baboon. Brit. J. Anaesth. 45, 639 (1973).

KEANEY, N. P., PICKERODT, V. W., McDOWALL, D. G., CORONEAS, N. J., TURNER, J. M., SHAH, Z. P.: Cerebral Circulatory and Metabolic Effects of Hypotension Produced by Deep Halothane Anaesthesia. J. Neurol. Psychiat. 36, 898 (1973).

KELMAN, G. R., PRYS-ROBERTS, C.: Circulatory Influence of Artificial Ventilation during Nitrous Oxide Anesthesia in Man. I. Introduction and Methods. Brit. J. Anaesth. 39, 523 (1967).

KETTLER, D.: Sauerstoffbedarf und Sauerstoffversorgung des Herzens in Narkose. In: Anaesthesiologie und Wiederbelebung, Bd. 67. Berlin - Heidelberg - New York: Springer 1973.

KETTLER, D.: Hämodynamische Parameter und Sauerstoffverbrauch des Herzens unter Neuroleptanalgesie. Untersuchungen am intakten Hund. V. Internat. Bremer Symposium über die postoperative Schmerzbekämpfung. Stuttgart: Schattauer 1972.

KETY, S., SCHMIDT, C. F.: The Effect of Altered Arterial Tension of Carbon Dioxide and Oxygen on Cerebral Blood Flow and Cerebral Oxygen Consumption of Normal Young Man. J. clin. Invest. 27, 484 (1948).

KOHLSTAEDT, K. G., PAGE, I. H.: Haemorrhagic Hypotension and its Treatment by Intraarterial and Intravenous Infusion of Blood. Arch. Surg. 47, 178 (1943).

KREUSCHER, H.: The Action of Dehydrobenzperidol on the Cardiovascular System in Man. Acta anaesth. scand. 9, 155 (1965).

KREUSCHER, H.: Der Einfluß von Dehydrobenzperidol auf die Kontraktilität des Herzmuskels. In: Anaesthesiologie und Wiederbelebung, Bd. 9, S. 66. Berlin - Heidelberg - New York: Springer 1966.

KREUSCHER, H.: Durchblutung und Sauerstoffaufnahme des Hirns unter Neuroleptanaesthesie. In: Fortschritte der Neuroleptanaesthesie, S. 105, Berlin - Heidelberg - New York: Springer 1966.

KREUSCHER, H.: Die Hirndurchblutung unter Neuroleptanalgesie. In: Anaesthesiologie und Wiederbelebung, Bd. 21, S. 2. Berlin - Heidelberg - New York: Springer 1967.

KYNCL, J.: Circulatory Effects of Sodium, Nitroprussid. Naunyn-Schmiedebergs Arch. Pharmak. exp. Path. 269, 390 (1971).

LAITINEN, L. V., JOHANSSON, G. G., TARKKANEN, L.: The Effect of Nitrous Oxide on Pulsatile Cerebral Inpedance and Cerebral Blood Flow. Brit. J. Anaesth. 39, 781 (1967).

LANG, S.: Studien über Entgiftungstherapie 1. Über Entgiftungen der Blausäure. Arch. exp. Path. Pharmakol. 36, 75 (1895).

LANGFITT, T. W., KASSEL, N. F., WEINSTEIN, I. D.: Cerebral Blood Flow with Intracranial Hypertension. Neurology 15, 761 (1965).

LANGFITT, T. W., WEINSTEIN, I. D., KASSEL, N. F.: Cerebral Vasomotor Paralysis Produced by Intracranial Hypertension. Neurology 15, 622 (1965).

LARSON, A. G.: A New Technique for Inducing Controlled Hypotension. Lancet 1963 I, 128.

LARSON, A. G.: Deliberate Hypotension. - Review - Anaesthesiology 25, 5 682 (1964).

LASSEN, N. A.: Cerebral Blood Flow and Oxygen Consumption in Man. Physiol. Rev. 39, 39 (1959).

LASSEN, N. A.: Autoregulation of Cerebral Blood Flow. Circulat. Res. 15, 15 (1964).

LASSEN, N. A.: Brain extra-cellula pH: The main factor controlling cerebral blood flow. Scand. J. Clin. Lab. Invest. 22, 247 (1968).

LASSEN, N. A., MUNCK, O.: The Cerebral Blood Flow in Man Determined by the use of Radio-Active Krypton. Acta physiol. scand. 33, 30 (1955).

LAZARUS-BARLOW, P., NORMA, G. M.: Fatal Cases of Poisoning with Sodium Nitroprussid. Brit. med. J. 1941 II, 407.

LONG, G., DRIPPS, R. D., PRICE, H. L.: Measurement of anti-arrhythmic potency of drugs in man - effects of Dehydrobenzperidol. Anesthesiology 28, 318 (1967).

MAHATTEY, L. W.: Toxicity of Sodium Nitroprusside for Guinea Pigs. Austr.
    Chem. Inst. J. Proc. 9, 93 (1942).
MALONEY, J. V., ELAM, J. O., HADFORD, S. W., BALLA, G. A., EASTWOOD, B. W.,
    BROWN, E. S.: Importance of Negative Pressure Phase in Mechanical Respi-
    ration. J. Amer. med. Ass. 152, 3, 212 (1953).
MANNHEIMER, H. W.: Induced Hypotension. Fed. Proc. 28, 1463 (1969).
MARSCHALL, S. B., OWENS, J. C., SWAN, H.: Temporary Circulation Occlusion
    of Brain of Hypothermic Dogs. Amer. Arch. Surg. 72, 72 (1956).
MARX, G. F., ANDRES, C., ORKIN, L. R.: Cerebrospinal Fluid Pressure during
    Halothan Anaesthesia. Canad. Anaesth. Soc. J. 9, 239 (1962).
MAZINI, E., COMELLI, L., CASETTI, A., MINGRINO, S., GRITTI, G.: l'uso del
    Nitroprussiato die Sodio nell'ipotensione Controllata in Anesthesia
    Clinica. Minerva Anesthesiol. 54, 229 (1973).
McDowall, D. G.: The Effect of Clinical Concentrations of Halothane on
    Blood Flow and Oxygen Uptake of the Cerebral Cortex. Brit. J. Anaesth.
    39, 186 (1967).
McDOWALL, D. G.., HARPER, A. M.: Blood Flow and Oxygen Uptake of the Cerebral
    Cortex of the Dog during Anaesthesia with Different Volatile Agents.
    Acta neurol. scand., Suppl. 14, 146 (1965).
McDOWALL, D. G., KEANEY, N. P., TURNER, J. M., LANE, Y., OKUCLA, :
    The Toxicity of Sodium Nitroprusside. Brit. J. Anaesth. 46, 327 (1974).
McHENRY, L. C., SLOCUM, H. C., BIVENS, H. E., MAYES, H. A., HAYES, G.:
    Hyperventilation in awake and anesthetised man. Arch. Neurol. (Chir.)
    12, 270 (1965).
MICHENFELDER, J. D., THEYE, R. A.: Effect of Methoxyflurane on Canine
    Cerebral Metabolism and Blood Flow. Anesthesiology 38, 123 (1973).
MICHENFELDER, J. D., Theye, R. A.: Effects of Fentanyl, Droperidol and
    Innovar on Canine Cerebral Metabolism and Blood Flow. Brit. J. Anaesth.
    43, 630 (1971).
MICHENFELDER, J. D., FÖWLER, W. S., THEYE, R. A.: CO_2-Levels and Pulmonary
    Shunting in Anesthetized Man. J. appl. Physiol. 21, 1471 (1966).
MORACA, P. P., BITTE, E. M., HALE, D. E., WASMUTH, C. E., PONTASSE, E. F.:
    Clinical Evaluation of Sodium Nitroprusside as a Hypotensive Agent.
    Anesthesiology 23, 193 (1962).
MORGAN, B. C., CRAWFORD, E. W., HORNBEIN, T. F., MARTIN, W. E., GUNTHEROTH,
    W. G.: Hemodynamic Effects of Changes in Arterial Carbon Dioxide Tension
    During Intermittent Positive Pressure Ventilation. Anaesthesiology 28,
    866 (1967).
MORGAN, B. C., MARTIN, W. E., HORNBEIN, T. F., CRAWFORD, E. W., GUNTHEROTH,
    W. G.: Hemodynamic Effect of Intermittend Positive Pressure Respiration.
    Anesthesiology 27, 584 (1966).
MURTAGH, G. P.: Controlled Hypotension with Halothan. Anaesthesia 15,
    235 (1960).
NUNN, J. F.: Factors influencing the arterial oxygen tension during halo-
    than anaesthesia with spontaneous respiration. Brit. J. Anaesth. 36,
    327 (1964).
NUNN, J. F.: Applied Respiratory Physiology with Special Reference to Anes-
    thesia. London: Butterworth 1971.
NUNN, J. F., BERGMAN, N. A.: The Effect of Atropine on Pulmonary Gas Ex-
    change. Brit. J. Anaesth. 36, 68 (1964).
NUNN, J. F., BERGMAN, N. A., COLEMAN, A. J.: Factors influencing the arte-
    rial oxygen tension during anaesthesia with artificial ventilation. Brit.
    J. Anaesth. 37, 898 (1965).
OLESEN, J.: Quantitative Evaluation of Normal and Pathological Cerebral
    Blood Flow Regulation to Perfusionspressure. Arch. Neurol. 28, 28 (1973).

OPIE, L. H., SPALDING, I. M. K., CRAMPTON SMITH, A.: Intrathoracic Pressure
    during Intermittent Positive-Pressure Respiration. Lancet 1961 I, 911.
OTIS, A. B., RAHNE, H., FENN, W. O.: Venous Pressure Changes Associated with
    Positive Intrapulmonary Pressure. Their Relationship to Distensibility of
    the Lungs. Amer. J. Physiol. 146, 307 (1946).
PAGE, J. H., CORCORAN, A. C., DUSTAN, H. P., KOPPANY, T.: Cardiovascular
    Actions of Sodium Nitroprusside in Animals and Hypotensive Patients.
    Circulation 11, 188 (1955).
PALVÖLGYI, R.: Regional CBF in Patients with Intracranial Tumors. J. Neuro-
    surg. 31, 149 (1969).
PATON, W. D. M.: Ganglionic Blocking Agents. Brit. med. Bull. 8, 4, 310
    (1952).
PICHOTKA, I., KREKELER, R., SCHOTTKE, I., MÜYSERS, K.: Die alveolär-arteri-
    elle O_2-Druckdifferenz bei Hyperventilation. Pflügers Arch. ges. Physiol.
    327, 53 (1971).
PINES, K. L., CRYMBLE, M. M.: In vitro Conversion of Thiocyanate to Cyanide
    in the Presence of Erythrocytes. Proc. Soc. exp. Biol. (N. Y.) 81, 160
    (1952).
PRYS-ROBERTS, C., KELMAN, G. P., GREENBAUM, R., KAIN, M. L., BAY, I.:
    Hemodynamics and Alveolar-Arterial PO_2-Difference et Varying P_aCO_2 in
    Anesthetized Man. J. appl. Physiol. 25, 80 (1968).
PRYS-ROBERTS, C., KELMAN, G. P., GREENBAUM, R., ROBINSON, R. H.: Circula-
    tory Influence of Artificial Ventilation during Nitrous Oxide-Anesthesia
    in Man. II. Results: The Relative Influence of Mean Intrathoracic Pres-
    sure on Arterial Carbon Dioxide Tension. Brit. J. Anesth. 39, 533 (1967).
RAPELA, C. E., GREEN, H. D.: Autoregulation of Canine Cerebral Blood Flow.
    Circulat. Res. 14, 205 (1964).
REIVICH, M.: Arterial PCO_2 and Cerebral Hemodynamics. Amer. J. Physiol.
    206, 25 (1964).
RITTENHOUSE, E. A., ITO, C. S., MOLIRI, H., MERENDINO, K. A.: Circulatory
    Dynamics during Surface Induced Deep Hypothermia and after Cardiac
    Arrest for one Hour. J. thorac. cardiovasc. Surg. 61; 3, 359 (1971).
ROLLY, G., MALCOLM-THOMAS, B.: La Mesure De Consommation dòxygene àucours de
    lHypothermie Modêrêe. Anaesth. R nalg. Rêanimat. 27; 2, 312 (1970).
ROSENHAIN, R., PENROD, E.: Blood Gas Studies in the Hypothermic Dog. Amer.
    J. Physiol. 166, 55 (1951).
ROSENTHAL, T. B.: The Effect of Temperatur on pH of Blood and Plasma in
    Vitro. J. biol. Chem. 173, 25 (1948).
ROSOMOFF, H. L.: Some Effects of Hypothermia on the Normal and Abnormal
    Physiology of the Nervous System. Proc. roy. Soc. Med. 49, 358 (1956).
ROSOMOFF, H. L., GILBE_T, R.: Brain Volume and Cerebrospinal Fluid Pressure.
    Amer. J. Physiol. 183, 19 (1973).
ROSOMOFF, H. L., HOLADAY, D. A.: Cerebral Blood Flow and Cerebral Oxygen
    Consumption. Amer. J. Physiol. 179, 85 (1954).
ROSSIER, P. H., MEAN, H.: L'Insuffisance Pulmonaire, ses Diverses Formes.
    Schweiz. med. Wschr. 73, 327 (1973).
SAIDMAN, L. J., EGER, E. J.: Change in Cerebrospinal Fluid Pressure during
    Pneumoencephalography under Nitrousoxide Anesthesia. Anesthesiology 26,
    67 (1965).
SAMUEL, J. R., GRANGE, R. A., HAWKINS, T. D.: Anesthetic Technique for
    Carotid Angiography. Anaesthesia 23, 543 (1968).
SAUNDERS, J. P., HIMWICH, W. A.: Properties of the transsulfurase responsible
    for the conversion of cyanide to thiocyanate. Amer. J. Physiol. 163, 404
    (1950).
SAWYER, D. C., LAMB, W. V., STOU, H. L.: Cardiovascular Effects of Halothane,
    Methoxyflurane, Pentobarbital and Thiomytal. J. appl. Physiol. 30; 1, 36
    (1971).

SCHAPER, W. K. A., JAGENAU, A. H. M., BOGAARD, I. M.: Hemodynamic and Respiratory Response to Dehydrobenzperidol, a Potent Neuroleptic Compound in Intact Anesthetized Dogs. Arzneimittel-Forsch. 13, 316 (1963).

SCHENK, G., MENNO, A. D.: Alteration of Cardiac Output during Induced Hypotension. J. thorac. cardiovasc. Surg. 41, 776 (1960).

SCHETTINI, A., COOK, A. W., OWEN, E. S.: Hyperventilation in Craniotomy for Brain Tumor. Anesthesiology 28, 363 (1967).

SCHLANT, R. C., TSAGARIS, T. S., ROBERTSON, R. J.: Studies on the Acute Cardiovascular Effects of Intravenous Sodium Nitroprusside. Amer. J. Cardiol. 9, 51 (1962).

SCHORER, R.: Auswirkung der Atemmechanik auf den Kreislauf. In: Anaesthesiologie und Wiederbelebung, Bd. 10. Berlin - Heidelberg - New York: Springer 1965.

SCHORER, R.: Technik der Thermo-Injektionsmethode mit Direktanzeige zur Bestimmung des Herzzeitvolumens. Z. prakt. Anaesth. 2, 28 (1966).

SCHORER, R., GÖRING, G.: Veränderungen des Herzzeitvolumens durch Halothannarkose und durch Neuroleptanalgesie. Z. prakt. Anaesth. 5, 335 (1967).

SCOTT, D. B., STEPHEN, G. W., MARSHALL, R. L., JENKINSON, J. L., McRAE, W. R.: Circulatory Effects of Controlled Arterial Hypotension with Trimethaphan during Nitrousoxide-Halothan Anaesthesia. Brit. J. Anaesth. 44, 523 (1972).

SEVERINGHAUS, J. W.: Blood Gas Calculator. J. appl. Physiol. 21, 1108 (1966).

SEVERINGHAUS, J. W., CULLEN, S. C.: Depression of Myocardial and Body Consumption with Halothane in Man. Anaesthesia 19, 165 (1958).

SEVERINGHAUS, J. W., STUPFEL, M.: Respiratory dead Space increase following atropine in man, and atropine, vagal or ganglionic blockade and hypothermia in dogs. J. appl. Physiol. 8, 81 (1955).

SEVERINGHAUS, J. W., STUPFEL, M., BRADLEY, A. F.: Accuracy of Blood pH and PCO_2 Determinations. J. appl. Physiol. 9, 189 (1956).

SIEGEL, P., MORACO, P. P., GREEN, J. R.: Sodium Nitroprusside in the Surgical Treatment of Cerebral Aneurysms and Arteriovenous Malformations. Brit. J. Anesth. 43, 790 (1971).

SIESJO, B. K., ZWETNOW, N. N.: Effects of Increased Cerebral Fluid Pressure Upon Adenine Nucleotides and Upon Lactate and Pyruvate in Rat Brain Tissue. Acta neurol. scand. 46, 187 (1970).

SLAMA, H., PIIPER, I.: Direktanzeigendes Rechengerät zur Bestimmung des Herzzeitvolumens mit der Thermo-Injektionsmethode. Z. Kreisl.-Forsch. 53, 322 (1964).

SMITH, A. L., WOLLMAN, H.: Cerebral Blood Flow and Metabolism: Effects of Anesthetic Drugs and Techniques. Anesthesiology 36, 378 (1972).

SONDERGARD, W.: Intracranial Pressure during General Anaesthesia. Dan. Med. Bull. 8, 18 (1961).

SONNTAG, H.: Myocardial Blood Flow and Oxygen Consumption of the Human Heart after Induction of Anesthesia with Different Anesthetics. V. World Congress of Anesthesiologists, Kyoto (1972).

STARK, N. C., SMITH, H.: Pulmonary vascular changes during anaesthesia. Brit. J. Anaesth. 32, 460 (1960).

STAUB, N. C.: The Interdependence of Pulmonary Structure and Function. Anesthesiology 24, 831 (1963).

STAUB, N. C.: Alveolar-arterial oxygen-tension gradient due to diffusion. J. appl. Physiol. 18, 673 (1963).

STONE, H. H., MAKRELL, T. N., WECHSLER, R. L.: The Effect on Cerebral Ciculations and Metabolism in Man of Acute Reduction in Blood Pressure by Means of Intravenous Hexamethonium Bromide and Head-up tilt. Anesthesiology 16, 168 (1955).

STOYKA, W. W., SCHUTZ, H.: The Cerebral Response to Sodium Nitroprusside and Trimethaphan Controlled Hypotension. Canad. Anesth. Soc. J. 22, 275 (1975).

STRANDGAARD, S., McKENZIE, E. T., SENGUPTA, D., ROWAN, J. O., LASSEN, N. A., HARPER, A. M.: Upper Limit of Autoregulation of Cerebral Blood Flow in the Baboon. Circulat. Res. 34, 435 (1963).

STRANDGAARD, S., OLESEN, J., SKINHOY, E., LASSEN, N. A.: Autoregulation of brain circulation in severe arterial hypertension. Brit. med. J. 1973 I, 507.

SYKES, M. K., YUONG, W. E., ROBINSON, B. E.: Oxygenation during anaesthesia with controlled ventilation. Brit. J. Anesth. 37, 314 (1965).

TARHAN, S., MOFFITT, E. A., LUNDBORG, R. O., FREYE, R. F.: Hemodynamic and Blood Gas Effects of Innovar in Patients with Aquired Heart Disease. Anaesthesiology 34, 250 (1970).

TAYLOR, T. H., STYLES, M., LAMMING, A. J.: Sodium Nitroprusside as a Hypotensive Agent in General Anaesthesia. Brit. J. Anaesth. 42, 859 (1970).

THEYE, R. A., MESSICK, J. M.: Measurement of Oxygen Consumption by Spirometry during Halothane Anesthesia. Anesthesiology 29; 2, 361 (1968).

THEYE, R. A., MICHENFELDER, J. D.: The Effect of Nitrousoxide on Canine Cerebral Metabolism in Man. Anesthesiology 36, 1119 (1968).

THEYE, R. A., TUOHY, G. F.: Effects of Trimethaphan on Haemodynamics and Oxygen Consumption during Halothan Anesthesia in Man. Brit. J. Anesth. 37, 144 (1965).

THEYE, R. A., TUOHY, G. F.: The Value of Venous Oxygen Levels during General Anesthesia. Anesthesiology 26, 49 (1965).

TOMLIN, P. I., SCHLOBOHM, R. M., CARSON, S. A. A., MORRIS, L. E.: The Effect of Hypothermia, Hypercapnia and pH Upon Cardiac Output on the Halothane Anesthetized Dog. Brit. J. Anaesth. 38, 660 (1966).

TOUNTAS, C. I., GEORGROPOLOS, A. I., KIYRIAKON, K. V., MARSEOS, A. A.: The Effect of Sodium Nitroprusside on Coronary Circulation. J. cardiovasc. Surg. 6, 100 (1965).

TRAUTWEIN, W., GAUER, O. H., KOEPCHEN, H. P.: Herz- und Kreislauf-Physiologie des Menschen. Band III, S. 120. München - Berlin - Wien: Urban & Schwarzenberg 1972.

ULMER, W. T., REICHEL, G.: Untersuchungen über die Altersabhängigkeit der alveolären und arteriellen Sauerstoff- und Kohlensäure-Drucke. Klin. Wschr. 41, 1 (1963).

VERSCHRAEGEN, R., ROLLY, G.: La Consommation d'Oxygene sous Neuroleptanalgésie. Acta Anesth. Belg. 1, 83 (1969).

VORBURGER, C.: Die hypertensive Krise. Dringende therapeutische Maßnahmen. Ther. Umsch. 24, 190 (1967).

WALTZ, A. G., SMIDT, T. M., MICHENFELDER, J. D.: Cerebral Blood flow during Carotid Endarterectomy. Circulation 45, 1091 (1972).

WALTZ, A. G., SUNDT, T. M., OWEN, C. A.: Effect of Middle Cerebral Artery Occlusion on Cortical Blood Flow in Animals. Neurology 16, 1185 (1967).

WATSON, W. E.: Observations on physiological dead space during intermittent positive pressure respiration. Brit. J. Anaesth. 34, 153 (1962).

WEINBERGER, L. M., GIBBON, M., GIBBON, J. E.: Temporary Arrest of the Circulation of the Central Nervous System. Arch. Neurol. Psychiat. 43, 615 (1950).

WHITWAM, J. G., RUSSELL, W. J.: The Acute Cardiovascular Changes and Adrenergic Blockade by Droperidol in Man. Brit. J. Anaesth. 43, 581 (1971).

WILBRANDT, R., PIEHL, W., NEUHAUS, G., FREYLAND, M. D., FREUND, H. W., GÖHRING, H. J., BEHRENBECK, D. W., FRITZ, K. W.: Die Behandlung hypotoner Krisen mit Natriumnitroprussid. Dtsch. med. Wschr. 95, 1822 (1970).

WILDSMITH, J. A. W., MARSHALL, R. L., JENKINSON, J. L., MACRAE, W. R., SCOTT,
    D. B.: Haemodynamic Effects of Sodium Nitroprusside During Nitrousoxide
    Halothane Anaesthesia. Brit. J. Anaesth. 45, 71 (1973).
WOLLMAN, H., ALEXANDER, S. C., COHEN, P. J., SMITH, T. C., CHASE, P. E.,
    Van der MOLEN, R. A.: Cerebral Circulation of Man during Halothane
    Anesthesia. Anesthesiology 25, 180 (1964).
WOLLMAN, H., SMITH, A. L., NEIGH, J. L., HOFFMAN, J. C.: Cerebral Blood
    Flow and Oxygen Consumption in Man during Electroencephalographic Seizure
    Patterns Associated with Ethrane Anesthesia. Fed. Proc. 28, 356 (1969).
WOLLMAN, H., ALEXANDER, S. C., COHEN, P. J., SMITH, T. C., CHASE, P. E.,
    Van der MOLEN, R. A.: Cerebral circulation during general anesthesia
    and hyperventilation in man. Anesthesiology 26, 329 (1965).
WÜLLENWEBER, R.: Intracerebral Steal in Man Recorded by a Heat Clearance
    Technique. Scand. J. clin. Lab. Invest., Suppl. 102, 93 (1968).
YELNOWSKY, J., GARDOCKI, J. F.: A Study of Some of the Pharmacological
    Actions of Droperidol. Toxicol. appl. Pharmacol. 6, 37 (1964).
YELNOWSKY, J., KATZ, R., DIETRICH, E. V.: A study of some of the pharmacolo-
    gic actions of Droperidol. Tox. appl. Pharm. 6, 37 (1964).
ZAUDER, H. L., DEL GUERCIO, L. R. M., FEINS, N., BARTON, N., WOLLMAN, S.:
    Hemodynamics during Neuroleptanalgesia. Anesthesiology 26, 266 (1965).
ZORAB, J.: Sodium Nitroprusside in Cerebral Aneurysm Surgery. IV. European
    Congress of Anesthesiology, Madrid, Sept. 1974. Excerpta Medica No. 333,
    Abstracts of Papers: Nr. Z II.
ZWETNOW, N. N.: The Influence of Increased Intracranial Pressure on the
    Lactate, Pyruvate, Bicarbonate, Phosphocreatine, ATP, ADP and AMP
    Concentrations of the Cerebral Corte of Dogs. Acta physiol. scand. 79,
    158 (1970).

14. Sachverzeichnis

Anaesthesiology and Resuscitation · Anaesthesiologie und Wiederbelebung
Anesthésiologie et Réanimation

Editors: R. Frey, F. Kern, O. Mayrhofer. Managing Editor: H. Bergmann

Eine Auswahl lieferbarer Bände:

1 Resuscitation. Controversial Aspects. Edited by Peter Safar. VII, 64 pages. DM 26,–. 1963

2 Hypnosis in Anaesthesiology. Edited by Jean Lassner. VIII, 51 Seiten. DM 24,–. 1964

5 Infusionsprobleme in der Chirurgie. Herausgeben von U. F. Gruber. VIII, 108 Seiten. DM 14,–. 1968

6 Parenterale Ernährung. Herausgegeben von K. Lang, R. Frey und M. Halmágyi. X, 156 Seiten. DM 34,–. 1966

7 Grundlagen und Ergebnisse der Venendruckmessung zur Prüfung des zirkulierenden Blutvolumens. Von V. Feurstein. VIII, 37 Seiten. DM 19,–. 1965

11 Der Elektrolytstoffwechsel von Hirngewebe und seine Beeinflussung durch Narkotica. Von W. Klaus. VIII, 97 Seiten. DM 33,–. 1967

12 Sauerstoffversorgung und Säure-Basenhaushalt in tiefer Hypothermie. Von P. Lundsgaard-Hansen. VIII, 91 Seiten. DM 30,–. 1966

14 Die Technik der Lokalanaesthesie. Von H. Nolte. VIII, 53 Seiten. DM 14,–. 1966

15 Anaesthesie und Notfallmedizin. Herausgegeben von K. Hutschenreuter. XII, 286 Seiten. DM 78,–. 1966

16 Anaesthesiologische Probleme in der HNO-Heilkunde und Kieferchirurgie. Herausgegeben von K. Horatz und H. Kreuscher. VIII, 39 Seiten. DM 19,–. 1966

19 Örtliche Betäubung: Plexus brachialis. Von Sir Robert R. Macintosh und W. W. Mushin. VIII, 32 Seiten. DM 20,–. 1967

20 Anaesthesie in der Gefäß- und Herzchirurgie. Herausgegeben von O. H. Just und M. Zindler. XII, 209 Seiten. DM 64,–. 1967

21 Die Hirndurchblutung unter Neuroleptanaesthesie. Von H. Kreuscher. VIII, 85 Seiten. DM 33,–. 1967

22 Ateminsuffizienz. Von H. L'Allemand. VIII, 90 Seiten. DM 36,–. 1968

23 Die Geschichte der chirurgischen Anaesthesie. Von Thomas E. Keys. XVIII, 230 Seiten. DM 78,–. 1968

24 Ventilation und Atemtechnik bei Säuglingen und Kleinkindern unter Narkosebedingungen. Von J. Wawersik. X, 151 Seiten. DM 52,–. 1967

25 Morphinartige Analgetika und ihre Antagonisten. Von Francis F. Foldes, Mark Swerdlow, and Ephraim S. Siker. XXIII, 364 Seiten. DM 110,–. 1968

26 Örtliche Betäubung: Kopf und Hals. Von Sir Robert R. Macintosh und M. Ostlere. VIII, 124 Seiten. DM 67,–. 1968

27 Langzeitbeatmung. Herausgegeben von Ch. Lehmann. XIV, 91 Seiten. DM 39,–. 1968

28 Die Wiederbelebung der Atmung. Von H. Nolte. XII, 89 Seiten. DM 14,–. 1968

29 Kontrolle der Ventilation in der Neugeborenen- und Säuglingsanaesthesie. Von U. Henneberg. VII, 73 Seiten. DM 34,–. 1968

30 Hypoxie. Herausgegeben von R. Frey, M. Halmágyi, Karl Lang und G. Thews. X, 176 Seiten. DM 69,–. 1969

32 Örtliche Betäubung: Abdominal-Chirurgie. Von Sir Robert R. Macintosh und R. Bryce-Smith. XI, 73 Seiten. DM 62,–. 1968

33 Planung, Organisation und Einrichtung von Intensivbehandlungseinheiten am Krankenhaus. Herausgegeben von H. W. Opderbecke. X, 230 Seiten. DM 49,–. 1969

35 Die Störungen des Säure-Basen-Haushaltes. Herausgegeben von V. Feurstein. X, 149 Seiten. DM 56,–. 1969

36 Anaesthesie und Nierenfunktion. Herausgegeben von V. Feurstein. X, 142 Seiten. DM 53,–. 1969

37 Anaesthesie und Kohlenhydratstoffwechsel. Herausgegeben von V. Feurstein. VIII, 83 Seiten. DM 36,–. 1969

38 Respiratorbeatmung und Oberflächenspannung in der Lunge. Von H. Benzer. IX, 51 Seiten. DM 24,–. 1969

39 Die nasotracheale Intubation. Von M. Körner. XI, 94 Seiten. DM 43,–. 1969

41 Über das Verhalten von Ventilation, Gasaustausch und Kreislauf bei Patienten mit normalem und gestörtem Gasaustausch unter künstlicher Totraumvergrößerung. Von O. Giebel. VII, 74 Seiten. DM 26,–. 1969

43 Die Klinik des Wundstarrkrampfes im Lichte neuzeitlicher Behandlungsmethoden. Von K. Eyrich. VIII, 95 Seiten. DM 30,–. 1969

45 Vergiftungen. Erkennung, Verhütung und Behandlung. Herausgegeben von R. Frey, M. Halmágyi, K. Lang und P. Oettel. XX, 173 Seiten. DM 30,–. 1970

46 Veränderungen des Wasser- und Elektrolythaushaltes durch Osmotherapeutika. Von M. Halmágyi. XII, 77 Seiten. DM 30,–. 1970

48 Intensivtherapie bei Kreislaufversagen. Herausgegeben von S. Effert und K. Wiemers. IX, 108 Seiten. DM 43,–. 1970

50 Intensivtherapie beim septischen Schock. Herausgegeben von F. W. Ahnefeld und M. Halmágyi. IX, 103 Seiten. DM 44,–. 1970

51 Prämedikationseffekte auf Bronchialwiderstand und Atmung. Von L. Stöcker. VII, 46 Seiten. DM 26,–. 1971

52 Die Bedeutung der adrenergen Blockade für den haemorrhagischen Schock. Von G. Zierott. VIII, 115 Seiten. DM 62,–. 1971

53 Nomogramme zum Säure-Basen-Status des Blutes und zum Atemgastransport. Herausgegeben von G. Thews, XI, 134 Seiten. DM 48,–. 1971

56 Anaesthesie bei Eingriffen an endokrinen Organen und bei Herzrhythmusstörungen. Herausgegeben von K. Hutschenreuter und M. Zindler. XII, 223 Seiten. DM 47,–. 1972

58 Stoffwechsel. Pathophysiologische Grundlagen der Intensivtherapie. Herausgegeben von K. Lang, R. Frey und M. Halmágyi. X, 142 Seiten. DM 59,–. 1972

59 Anaesthesia Equipment. By P. Schreiber. XII, 219 pages. DM 59,–. 1972

60 Homoiostase. Wiederherstellung und Aufrechterhaltung. Herausgegeben von F. W. Ahnefeld und M. Halmágyi. XI, 192 Seiten. DM 83,–. 1972

61 Essays on Future Trends in Anaesthesia. By A. Boba. X, 93 pages. DM 36,–. 1972

62 Respiratorischer Flüssigkeits- und Wärmeverlust des Säuglings und Kleinkindes bei künstlicher Beatmung. Von W. Dick. VIII, 69 Seiten. DM 40,–. 1972

64 Sauerstoffüberdruckbehandlung. Probleme und Anwendung. Herausgegeben von I. Podlesch. IX, 97 Seiten. DM 47,–. 1972

65 Der Wasser- und Elektrolythaushalt des Kranken. Von H. Baur. XI, 221 Seiten. DM 59,–. 1972

66 Überlebens- und Wiederbelebungszeit des Herzens. Von P. G. Spieckermann. IX, 116 Seiten. DM 47,–. 1972

67 Sauerstoffbedarf und Sauerstoffversorgung des Herzens in Narkose. Von D. Kettler. VIII, 53 Seiten. DM 30,–. 1973

68 Anaesthesie mit Gamma-Hydroxibuttersäure. Herausgegeben von W. Bushart und P. Rittmeyer. IX, 93 Seiten. DM 30,–. 1973

70 Die Sekretionsleistung des Nebennierenmarks unter dem Einfluß von Narkotica und Muskelrelaxantien. Von M. Göthert. VIII, 89 Seiten. DM 36,–. 1972

71 Anaesthesie und Wiederbelebung bei Säuglingen und Kleinkindern. Herausgegeben von F. W. Ahnefeld und M. Halmágyi. IX, 83 Seiten. DM 40,–. 1973

72 Therapie lebensbedrohlicher Zustände bei Säuglingen und Kleinkindern. Herausgegeben von R. Frey, M. Halmágyi und K. Lang. IX, 136 Seiten. DM 69,–. 1973

73 Diagnostische und therapeutische Nervenblockaden. Herausgegeben von R. Frey, M. Halmágyi und H. Nolte. IX, 67 Seiten. DM 36,–. 1973

75 Anesthetic Management of Endocrine Disease. By T. Oyama. IX, 220 pages. DM 65,–. 1973

77 Herzrhythmus und Anaesthesie. Herausgegeben von H. Nolte und J. Wurster. IX, 55 Seiten. DM 30,–. 1973

78 Biotelemetrie. Angewandte biomedizinische Technik. Von H. Hutten. VII, 70 Seiten. DM 39,–. 1973

79 Coronardurchblutung und Energieumsatz des menschlichen Herzens unter verschiedenen Anaesthetica. Von H. Sonntag. VIII, 56 Seiten. DM 36,–. 1973

80 Anaesthesie. Atmung – Kreislauf. Herausgegeben von M. Gemperle, G. Hossli und B. Tschirren. XIII, 278 Seiten. DM 58,–. 1974

81 Stoffwechselwirkungen von Trometamol. Von H. Helwig. VIII, 96 Seiten. DM 36,–. 1974

82 Engström-Respirator. Herausgegeben von G. Kalff und P. Herzog. X, 105 Seiten. DM 38,–. 1974

84 Ethrane. Edited by P. Lawin und R. Beer in cooperation with E. Wiethoff. XIII, 389 pages. DM 64,–. 1974

85 Blutersatz durch stromafreie Hämoglobinlösung. Von J. M. Unseld. VIII, 90 Seiten. DM 32,–. 1974

86 Intensivtherapie im Alter. Herausgegeben von K. Lang, R. Frey und M. Halmágyi. X, 121 Seiten. DM 32,–. 1974

95 Mobile Intensive Care Units. Edited by R. Frey, E. Nagel and P. Safar. XV, 271 pages. DM 48,–. 1976

97 Die Alkoholvergiftung. Herausgegeben von R. Frey. IX, 75 Seiten. DM 28,–. 1976

98 Intraaortale Ballongegenpulsation. Von E. R. de Vivie. X, 96 Seiten. DM 28,–. 1976

99 Inhalationsanaesthesie mit Ethrane. Herausgegeben von J. B. Brückner. XII, 254 Seiten. DM 48,–. 1976

101 Myokarddurchblutung und Stoffwechselparameter im arteriellen Blut bei Hämodilutionsperfusion. Von D. Regensburger. VII, 75 Seiten. DM 36,–. 1976

102 Coronarinsuffizienz, Pathophysiologie und Anaesthesieprobleme bei der Coronarchirurgie. Herausgegeben von M. Zindler und R. Purschke. XIII, 166 Seiten. DM 48,–. 1977

103 Fettemulsionen in der parenteralen Ernährung. Herausgegeben von A. Wretlind, R. Frey, K. Eyrich und H. Makowski. X, 222 Seiten. DM 48,–. 1977

104 Die akute normovolämische Hämodilution in klinischer Anwendung. Von A. J. Coburg. XI, 89 Seiten. DM 28,–. 1977

105 Lungenveränderungen während Dauerbeatmung. Von H. Reineke. VII, 56 Seiten. DM 36,–. 1977

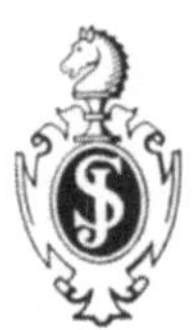

Preisänderungen vorbehalten

Springer-Verlag Berlin Heidelberg New York